DES

FRACTURES DE LA ROTULE

ET DE LEURS

DIFFÉRENTS MODES DE TRAITEMENT

PAR

Le Dr Albert LE COIN,

ANCIEN ÉLÈVE DES HÔPITAUX DE PARIS,
MÉDAILLE DE BRONZE DE L'ASSISTANCE PUBLIQUE,
ANCIEN INTERNE DE L'ASILE IMPÉRIALE DE VINCENNES.

PARIS

ADRIEN DELAHAYE, LIBRAIRE-ÉDITEUR

PLACE DE L'ÉCOLE-DE-MÉDECINE

—

1869

DES

FRACTURES DE LA ROTULE

ET DE LEURS

DIFFÉRENTS MODES DE TRAITEMENT

PAR

Le Dr Albert LE COIN,

ANCIEN ÉLÈVE DES HÔPITAUX DE PARIS,
MÉDAILLE DE BRONZE DE L'ASSISTANCE PUBLIQUE,
ANCIEN INTERNE DE L'ASILE IMPÉRIALE DE VINCENNES.

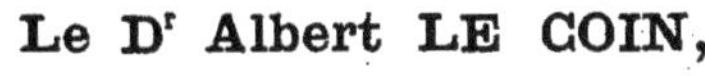

PARIS

ADRIEN DELAHAYE, LIBRAIRE-ÉDITEUR

PLACE DE L'ÉCOLE-DE-MÉDECINE

—

1869

FRACTURES DE LA ROTULE

ET DE LEURS DIFFÉRENTS MODES DE TRAITEMENT

AVANT-PROPOS.

Les fractures de la rotule ont préoccupé les chirurgiens depuis longtemps. Leur description est fort bien faite dans les auteurs classiques des traités généraux de chirurgie. Malgaigne, dans son excellent *Traité des fractures et luxations*, en a tracé un tableau si complet, que dans les travaux plus récents, qu'on a publiés sur ce sujet, les auteurs n'ont trouvé que peu de modifications à lui faire subir.

Mais il est un point de leur histoire, qui, dans ces derniers temps surtout, a été l'objet d'études et de travaux-très-nombreux de la part des chirurgiens ; je veux parler de leur traitement. Le nombre et la variété si considérables des appareils proposés et employés pour réduire les fractures de la rotule et maintenir la coaptation, indiquent assez la difficulté qu'ils ont éprouvée à obtenir des résultats satisfaisants. Il est rare, en effet, de voir un blessé, ayant eu une fracture de la rotule, recouvrer intégralement l'usage de sa jambe.

Cette difficulté provient-elle du traitement employé, ou est-elle subordonnée à la forme de la fracture?

C'est là ce que je m'efforcerai d'élucider dans ce travail, par l'étude comparée des divers modes de traitement des fractures de la rotule.

Mon Internat à l'Asile de Vincennes m'a permis de voir un nombre relativement considérable de ces fractures et d'étudier les résultats des divers modes de traitement.

Je diviserai donc ce travail en trois parties :

Première partie.

Généralités sur les fractures de la rotule.
Causes.
Mécanisme.
Divisions et variétés.
Symptômes et diagnostic.
Consolidation.
Complications.
Pronostic.

Deuxième partie.

Traitement.
Convalescence.

Troisième partie.

Observations.
Tableau analytique.
Remarques sur les observations.
Conclusions.

Nous avons entrepris ce travail sous l'inspiration et d'après les conseils de notre savant et regretté maître, le Dr Laborie, qu'une mort cruelle a enlevé prématurément à la science et à l'affectueuse reconnaissance de ses élèves.

PREMIÈRE PARTIE.

DES FRACTURES DE LA ROTULE.

Il semblerait que la position sous-cutanée de la rotule et sa situation au devant du genou, l'exposeraient à de fréquentes fractures directes. La station bipède de l'homme, en plaçant très-haut son centre de gravité, est une cause de chutes fréquentes sur les genoux. De plus, la rotule est comprise dans l'épaisseur même du tendon du triceps crural, à la manière des os sésamoïdes. Elle sert de poulie de renvoi, dans la flexion du genou pour le tendon de ses muscles, et à cause de cela, elle peut être fracturée par action musculaire dans des circonstances particulières. Cependant, malgré toutes ces chances différentes, les fractures de la rotule ne sont pas aussi fréquentes que celles des autres os des membres inférieurs. La moyenne des fractures de la rotule, qui se sont présentées à l'Asile de Vincennes pendant les dix premières années de sa fondation, est de 4,10 p. 100 autres fractures du membre inférieur.

La mobilité excessive de la rotule qui a une forme arrondie sur toutes ses faces, lui permet de fuir les chocs trop violents. Elle est recouverte par une bourse synoviale, qui lui permet de glisser sous la peau, et elle est séparée des condyles du fémur par la synoviale articulaire du genou, à la partie supérieure de laquelle vient s'insérer un faisceau distinct du tendon du muscle vaste externe de la cuisse.

Toutes ces dispositions anatomiques concourent à soustraire la rotule aux effets du traumatisme, et c'est une circonstance favorable à la production de sa fracture par un choc direct, que sa fixation préalable par la contraction des muscles qui s'y insèrent.

CAUSES.

La cause la plus fréquente de la fracture *directe* de la rotule, est la chute sur le genou, surtout si celui-ci porte directement sur un corps dur et étroit, comme le bord d'un trottoir, une marche d'escalier, un échelon en fer, un rail de chemin de fer, etc. Dans ces fractures, le blessé a fait un faux pas qui l'a précipité en avant, et le genou a porté. Ou bien le contraire peut arriver, et cela est bien plus rare; c'est une échelle qui tombe, et un des échelons vient frapper le genou, etc.

A ces causes viennent se rattacher les fractures de la rotule produites par les projectiles lancés par la poudre, le choc d'une pierre, ou un coup de pied de cheval sur le genou. Un violent coup de bâton, un coup de sabre peuvent aussi fracturer la rotule.

Il est un autre ordre de cause de fracture de la rotule, c'est la *contraction musculaire.*

En effet, la rotule est soumise à la traction permanente du triceps fémoral qui vient s'y insérer par son tendon. D'autre part, elle est fixée en bas par le ligament rotulien, qui est complétement inextensible, on comprend alors que dans un effort brusque et violent des muscles, la rotule puisse être fracturée. Ces fractures se produisent surtout, lorsqu'à la suite d'un faux pas, on veut éviter une chute en portant vivement le pied en avant : ou bien dans l'acte du saut, de la danse, lorsqu'on fait effort pour se détacher du sol. Elles se produisent encore, lorsque, le pied étant fixé, on contracte les muscles extenseurs de la cuisse pour ne pas tomber en arrière. Bichat raconte l'histoire d'un soldat qui se rompit la rotule, en voulant donner un coup de pied à son sergent. Les contractions musculaires violentes, qui se produisent pendant les convulsions, peuvent fracturer la rotule.

On a invoqué, pour expliquer ces cas, l'existence d'affections prédisposantes antérieures, telles que le scorbut, la goutte, le cancer, la syphilis, la scrofule et le rachitis. Ces affections peuvent, en effet, exercer une certaine influence sur la facilité de la rupture de la rotule.

Nous avons recueilli l'observation d'un jeune homme chez lequel il semble exister une prédisposition héréditaire. Sa mère et sa tante (sœur de sa mère) ont eu l'une et l'autre une fracture de la rotule (obs. 12). Des douleurs fixes dans cet os ont souvent précédé sa fracture par action musculaire. Un coup ou une chute antérieure sur le genou est une cause prédisposante à la fracture de la rotule ; on comprend qu'une contusion déchirant les tissus fibreux, rompant presque la rotule, qui n'est plus maintenue que par quelques fibres, facilite considérablement sa fracture secondaire (obs. 11).

MÉCANISME.

Lorsqu'une fracture de rotule se produit pendant la marche, le blessé tombe. Le plus souvent, il essaye de

se relever sans pouvoir se maintenir debout ; mais dans
certains cas, il parvient à faire encore plusieurs pas ;
quelquefois même, avec l'aide d'un bras il peut regagner son domicile, ou aller à l'hôpital. Il est nécessaire
de bien distinguer si cette chute a été la cause ou le résultat de la fracture.

Lorsque la chute est la cause de la fracture, le blessé
tombe en avant, le genou portant sur le sol ou sur un
corps dur. On a cru que dans ce cas, la rotule s'appuyant
d'une part sur le tibia, de l'autre sur les condyles fémoraux, se fracturait à sa partie moyenne, parce qu'elle
portait à faux. C'était l'opinion de Sue (1) et de Hévin (2).
Boyer (3) croyait que la plus grande flexion possible
était nécessaire pour que la rotule fût en contact avec le
sol. D'autres, au contraire, ont prétendu, avec Camper (4), que dans une chute à genoux sur le sol, la rotule
ne portait pas ; cela est une exagération.

Ce qui est vrai, c'est que, moins le genou est fléchi,
plus la rotule présente de contact avec le sol : et l'observation vient appuyer cette opinion, en montrant que
les fractures se produisent lorsque le blessé est projeté
en avant, la face tournée vers le sol et la jambe toujours
plus ou moins étendue.

Dans le cas où la fracture a lieu par action musculaire, le blessé tombe généralement assis, ou bien à la
renverse, la jambe reployée sous lui. Il arrive quelquefois qu'il entend, ou mieux qu'il sent un craquement
dans son genou, avant sa chute.

(1) Sue, Traité des bandages et appareils; Paris, 1746.
(2) Hévin, Pathologie chirurgicale.
(3) Boyer, Traité des maladies chirurgicales, 1822, t. III, p. 328.
(4) Camper, Dissert. de fract. patellæ et olecrani. Hagæ Com., 1789·

Quelquefois le blessé reste debout, il peut même faire deux ou trois pas, puis il tombe, et malgré la douleur qu'il éprouve dans le genou, s'il essaye de se relever, il ne peut se tenir debout. Cependant s'il est soutenu par un aide, le blessé peut encore marcher, à la condition d'aller à reculons et en traînant la jambe malade sur le sol.

La rupture de la rotule par action musculaire peut s'accomplir de différentes manières.

Tantôt, c'est lorsque la jambe et la cuisse sont dans la plus grande extension possible, que la contraction musculaire, s'exerçant encore fortement, arrache, par l'intermédiaire de son tendon, la portion de rotule où celui-ci s'insère. On a alors, dans ce cas, un levier dans lequel la puissance est représentée par les muscles extenseurs et leur tendon, la résistance par le tendon rotulien, et le point d'appui par la rotule.

C'est le cas des danseurs qui se rompent la rotule en voulant s'élever très-haut en l'air ; cela se produit encore dans un effort pour faire un saut très-étendu. C'est aussi le cas du soldat qui voulait détacher un violent coup de pied. Ce mécanisme avait eu lieu chez ce calculeux dont parle Bichat, qui eut les deux rotules fracturées dans des convulsions.

D'autres fois, la fracture de la rotule par action musculaire se produit lorsqu'un faux pas projette violemment le tronc en avant. La rotule est alors fixée par les muscles extenseurs, contractés pour maintenir le membre inférieur dans la rectitude, tandis que les fléchisseurs agissent énergiquement pour ramener le tronc et la cuisse en arrière et rétablir l'équilibre. Dans ce cas, le genou étant fléchi, la rotule se brise sur les condyles

fémoraux, comme un bâton est brisé sur le genou, suivant l'excellente comparaison de Sanson.

La contraction musculaire peut encore fracturer la
rotule, lorsque, le pied étant fixé, une chute sur le dos
est imminente.

Le mécanisme en est alors très-simple. Ce sont les
muscles extenseurs, qui, voulant ramener le tronc en
avant, se contractent trop énergiquement et ont d'autant plus d'action, que le genou est plus fléchi et que
leur tendon fait un angle plus aigu avec la rotule.

C'est par un mécanisme analogue que se produisit la
fracture chez une femme qui voulait soulever un pa-
nier très-lourd et dont Fielding (1) rapporte l'histoire.

DIVISIONS ET VARIÉTÉS.

Les factures de la rotule, qui proviennent de causes
si multipliées et si différentes, présentent de nombreuses
variétés ; en effet, leur siége varie, selon les causes
qui leur ont donné naissance.

Aussi, tous les auteurs qui se sont occupés de ces fractures ont-ils distingué tout d'abord les fractures directes des fractures par arrachement ou par action musculaire.

Boyer (2) s'occupant surtout de leur direction, les divise en fractures *transversales, obliques* et *longitudinales*. Il
ajoute aussi les fractures *par écrasement*. Il les divise encore, d'après leurs causes, en fractures par *action directe*,
et *par action musculaire*.

(1) The London med. Repository, 1823, vol. XIX, 174.
(2) Boyer, Traité des maladies chirurgicales; Paris, 1822, 3ᵉ édit.
t. III, p. 325.

M. le professeur Nélaton (1) admettant aussi cette grande division, en établit les variétés, suivant leur *siége*, leur *direction*, les *déplacements*, l'*état des parties voisines*.

Les fractures de la rotule sont, pour Malgaigne (2), *transversales*, *verticales* ou *multiples*. Il range sous le titre de fractures transversales, non-seulement les fractures transversales simples, mais aussi celles qui s'accompagnent d'esquilles trop petites pour être considérées comme un troisième fragment. Il distingue, dans les fractures transversales, quelques variétés constituées par l'obli quité plus ou moins grande de la fracture, par son siége plus ou moins élevé, la fracture simultanée des deux rotules, le degré plus ou moins considérable d'écartement des fragments.

Dans les fractures verticales, il reconnaît plusieurs variétés. D'abord il réunit aux fractures verticales, celles dont l'obliquité est proche de la verticale. Puis il les distingue suivant que la fracture est plus ou moins près des bords de la rotule. Il cite, en outre, un cas de fracture verticale des deux rotules.

Les variétés des fractures multiples sont tirées du nombre et de la direction des fractures.

Vidal (de Cassis) (3) ajoute à cette classification, les fractures *compliquées de plaie pénétrante* de l'articulation.

(1 Nélaton, Eléments de Pathologie chirurgicale ; Paris, 1844. t. I. p. 793.
(2) Malgaigne, Traité des fractures et des luxations ; Paris 1847, t. I. p. 741.
(3) Vidal (de Cassis), Traité de pathologie externe ; Paris, 1855, 4e édit., t. II, p. 293.

Toutes ces classifications indiquent une grande variété dans les fractures de la rotule.

Celles-ci, en effet, peuvent être classées d'après leur *cause*, d'après leur *direction*, et d'après leur *gravité*.

Si on les examine d'après leur cause, on les divise en fractures *directes* et fractures *par arrachement*.

D'après leur direction, les fractures de la rotule sont : *transversales*, *obliques*, *longitudinales* ou *verticales*, et *multiples*.

D'après leur gravité, elles sont : *incomplètes*, *simples* et *compliquées*.

Les fractures par causes directes peuvent être transversales, mais elles sont souvent plus ou moins obliques. Les fractures verticales et les fractures multiples sont toujours produites par cause directe.

Les fractures par arrachement ou par contraction musculaire ont une direction en travers, ou une obliquité, dirigée de haut en bas et de dehors en dedans, se rapprochant beaucoup de la transversale.

Il est intéressant de rechercher à quelle hauteur siége la fracture transversale, suivant le mécanisme de sa production. Malgaigne (1) l'avait déjà déterminée : «Quand le corps se rejette en arrière pour éviter une chute, et que les muscles extenseurs se contractent pour maintenir l'équilibre, la rupture affecterait plutôt la moitié inférieure de la rotule; quand l'action musculaire tend à forcer l'extension déjà complète de la jambe, elle briserait l'os dans sa moitié supérieure. »

Ces remarques sont confirmées en tous points par les observations de fracture par action musculaire qu'on

______

(1) Malgaigne, loco citato, p. 745.

verra plus loin. En effet, les différences en hauteur de la rupture proviennent des rapports différents qu'affecte la rotule avec les condyles fémoraux dans la situation fléchie ou étendue de la cuisse.

Dans le premier cas, c'est-à-dire quand la fracture a lieu dans la demi-flexion, la face postérieure de la rotule est appuyée par son milieu sur la trochlée fémorale; de telle sorte que, lorsque l'action musculaire qui s'exerce plus ou moins obliquement sur elle se produit, elle se brise au niveau de la partie qui n'est pas soutenue, qui est sa partie inférieure.

Dans le second cas, quand la jambe est dans l'extension complète, le tendon des extenseurs, la rotule et le ligament rotulien sont presque sur le prolongement d'une même ligne droite; la rotule ne peut subir, par l'effet de la contraction des muscles, qu'une espèce d'arrachement qui a lieu alors au niveau des insertions des tendons réunis du vaste externe, du vaste interne et du droit antérieur de la cuisse, c'est-à-dire dans sa partie supérieure.

Nous avons déjà dit qu'on avait observé des fractures transversales des deux rotules; mais cela est rare. Les fractures verticales des deux rotules sont encore plus rares. Astley Cooper (1) en cite un exemple.

Enfin Daniel Turner (2) rapporte un cas de fracture verticale dans le sens de l'épaisseur, dans lequel la surface antérieure de la rotule avait été détachée du reste de l'os.

(1) Astley Cooper, Œuvres chirurgicales, trad. par Bertrand; Paris, 1823, 2 vol. avec 21 pl.
(2) Daniel Turner, Art. of Surgery, the 5e édit., vol. II, p. 273.

SYMPTÔMES ET DIAGNOSTIC.

La fracture de la rotule n'est difficile à reconnaître que lorsque le genou est le siége d'une tuméfaction considérable. Dans ce cas, on ne peut porter un diagnostic certain que lorsque l'inflammation est tombée. Mais lorsque le gonflement ne masque pas les parties, le diagnostic est facile.

En effet, le blessé, au moment de l'accident, éprouve toujours une douleur vive et sent un craquement au niveau du genou. Si la fracture est directe, il tombe en avant ; si elle a lieu par action musculaire, il tombe en arrière, la jambe fléchie sous lui (Malgaigne). Il peut souvent se relever ; mais il retombe s'il essaye de marcher autrement qu'à reculons et en traînant la jambe.

Les fractures par causes directes sont accompagnées presque toujours d'une ecchymose plus ou moins forte, qui fait défaut le plus souvent dans les fractures par action musculaire. Lorsque le malade est dans le lit, sa jambe est dans l'extension quand la fracture est directe, et dans la flexion quand elle est indirecte (Malgaigne).

Dans les fractures transversales, si on examine le genou, il paraît aplati et déformé ; on remarque à la place de la rotule une dépression transversale plus ou moins large et profonde. On peut, en déprimant la peau, faire pénétrer le doigt jusqu'aux condyles du fémur ; mais cela n'a lieu que lorsque l'écartement des fragments est assez grand. On remarque, dans la plupart des cas, qu'il est plus considérable du côté interne de la fracture que du côté externe. Le muscle vaste externe envoie un assez gros faisceau de ses fibres tendineuses se fixer iso-

lément au bord rotulien externe. Il peut, par conséquent, par sa rétraction, augmenter l'écartement du
côté interne par une sorte de mouvement de bascule des
fragments.

Dans les fractures verticales, l'écartement qu'on observe entre les fragments peut être le résultat de la ré-
tractilité du muscle vaste externe, agissant au moyen
de ses fibres qui s'insèrent latéralement à la rotule.

Dans les fractures transversales, l'écartement augmente par la flexion du genou et diminue par l'extension : cette dernière position favorise assez le rapprochement des fragments pour que, dans la plupart des
cas, on puisse percevoir la crépitation.

Lorsqu'il s'est produit un grand épanchement articulaire, on trouve, entre l'intervalle des fragments, une
tumeur fluctuante. Cette fluctuation ne disparaît que du
quinzième au vingtième jour. C'est alors qu'on voit s'in-
terposer un tissu nouveau entre les fragments et que
l'écartement diminue.

Ces symptômes se remarquent dans les fractures transversales avec grand écartement des fragments; mais il
arrive quelquefois que ceux-ci restent presque en contact : c'est lorsque la couche fibreuse qui recouvre la rotule n'est pas déchirée ou l'est incomplétement. Il faut,
pour que l'on voie se produire des écartements de 3, 4,
10 centimètres et plus, que la capsule fibreuse soit très-
largement déchirée. Alors la tonicité musculaire peut
s'exercer sans obstacle sur le fragment supérieur, tandis
que l'inférieur subit peu à peu un mouvement en sens
inverse causé par la rétraction lente du ligament rotulien.

Il se produit encore un autre déplacement qui con-

siste dans une inclinaison très-marquée dans certains
cas (voir le tableau analytique) des surfaces fracturées
en avant, et surtout du fragment inférieur. Ce déplacement s'explique très-bien lorsqu'on considère que l'action des fibres qui s'insèrent à la partie inférieure de la
rotule n'est pas contrebalancée du côté de la face articulaire, qui ne reçoit d'insertions ni du tendon du triceps, ni du ligament rotulien ; on comprend que le raccourcissement de ces fibres antérieures doive faire
basculer les fragments en avant.

Un troisième déplacement peut encore s'observer : il
a lieu dans le sens latéral, de telle sorte que les bords
de la rotule ne sont plus sur le prolongement les uns
des autres. L'observation IX, qu'on verra plus loin, en
donne un exemple remarquable. Dans ce cas le fragment supérieur a été entraîné en dehors, en même temps
qu'il subissait le mouvement de renversement en haut.

Un symptôme presque constant, c'est la mobilité des
fragments qui sont indépendants l'un de l'autre, et
qu'on peut faire mouvoir séparément. Cette mobilité est
très-précieuse pour reconnaître les fractures sans déplacement. Cependant, quand l'écartement est trop faible, on peut quelquefois ne pas obtenir de mobilité et ne
pas savoir si on a affaire à une fracture de la rotule, ou
à une simple rupture de la couche fibreuse prérotulienne. Malgaigne (1) conseille alors « d'essayer, par
une légère flexion de la jambe, si la fissure ne s'élargit
point. » Malgaigne, et plus tard Middeldorpf (2), sous le
nom de méthode *akidopéirastique*, préconisent l'intro-

(1) Malgaigne, loco citato.
(2) Middeldorpf, Zeitschrift für klinische medizin von Gunsburg,
1856, vol. VII.

duction d'une fine aiguille exploratrice dans la fissure, pour savoir si elle s'étend en profondeur. Ces moyens sont dangereux, il faut s'en abstenir, surtout de la flexion de la jambe qui pourrait augmenter la déchirure de la capsule et être la cause d'accidents graves.

Dans les fractures obliques, verticales et multiples, on remarque moins de mobilité et moins d'écartement entre les fragments. Elles sont en général produites par action directe, et s'accompagnent d'une ecchymose considérable et d'un gonflement énorme. La crépitation y est facilement perçue.

Dans la fracture longitudinale, l'écartement des fragments augmente aussi par la flexion du genou, mais dans des limites assez restreintes. Il est produit par des faisceaux musculaires qui s'attachent sur les bords de la rotule, faisceaux que la flexion raccourcit et qui tirent sur les fragments. Dans cette fracture, la crépitation s'obtient facilement.

CONSOLIDATION.

Nous avons vu que, dans la plupart des cas, les fragments rotuliens se réunissaient par un cal fibreux. Cela est si général, que l'Académie de chirurgie pensait qu'il ne pouvait pas y avoir de cal osseux. Dupuytren, qui en avait obtenu un dans son service, dit en congédiant le malade : Je donnerai à vos héritiers, qui me présenteront votre rotule, son poids en or.

On trouve cependant dans les auteurs quelques exemples authentiques de cal osseux de fracture transversale de la rotule, mais ce sont des exceptions. En effet, la difficulté que le chirurgien éprouve à maintenir en con-

tact les fragments rotuliens, dans les fractures transversales, explique ces résultats. Malgaigne fait ressortir l'importance de l'intégrité du périoste pour la
consolidation osseuse de la fracture ; il fait remarquer
que dans les expériences de Gulliver, toutes les fois que
la rotule fut fracturée en respectant la couche périos-
tale, la réunion s'opéra par un cal osseux ; cette couche
divisée, au contraire, la réunion fut toujours fibreuse.
Ne peut-on attribuer ces résultats au plus ou moins d'é-
cartement des fragments, presque nul dans les cas d'intégrité du périoste, plus considérable lorsque celui-ci
est déchiré? La substance osseuse fournie par le périoste ne peut plus combler l'intervalle des fragments.
Il se fait alors une bride fibreuse qui se porte d'un fragment à l'autre.

Le temps nécessaire à la consolidation de la rotule
varie de trente à quarante jours.

Voici, d'après Astley Cooper (1), les phénomènes de
réparation qui se passent entre les fragments : « Il se
fait, dans le lieu de la déchirure du ligament, un épanchement sanguin qui est résorbé en peu de jours; l'inflammation survient et détermine un épanchement de
lymphe plastique qui s'étend d'un bord à l'autre du
ligament déchiré, et même entre les fragments auxc-
quels elle est solidement unie ; des vaisseaux qui proviennent des lèvres de la déchirure du ligament semblent organiser la substance de nouvelle formation qui
constitue un tissu fibreux semblable à celui d'où les
vaisseaux tirent leur origine. » Ainsi les fibres qui unis-
sent les fragments proviennent, suivant ce chirurgien,

____

(1) Astley Cooper, trad. franç., 1837, p. 164.

de deux sources : du ligament déchiré et des fragments
eux-mêmes : Malgaigne y ajoute les fibres du fascia su-
perficialis, épaissi et adhérent à ce niveau, et des fibres
provenant du périoste. Malgré la diversité de ses pro-
venances, le cal fibreux est fort peu épais et résistant,
lorsque l'écartement des fragments est un peu considérable. Loin de se fortifier avec le temps , comme le
croyait Camper, il s'allonge et devient de plus en plus
faible, en même temps le mouvement de bascule en
avant du fragment supérieur se produit, encore plus
accentué au fragment inférieur, à cause du raccourcissement du ligament rotulien. A ces causes qui viennent
entraver les mouvements du genou, se joignent la rétraction des ligaments croisés, et les rapports nouveaux
qu'affectent les fragments déplacés, dont le supérieur
peut être retenu au-dessus de la saillie du condyle fémoral dans le mouvement de flexion du genou.

COMPLICATIONS.

Les fractures de la rotule peuvent présenter toutes
les complications que l'on rencontre dans les fractures
des autres os.

Cependant il en est quelques-unes auxquelles elles
sont plus fréquemment sujettes et d'autres qui leur sont
propres. Les fractures par causes directes, c'est-à-dire
celles qui sont produites par un choc, une chute.
ou un coup sur le genou, s'accompagnent d'un certain degré de *contusion*, qui peut aller depuis la contusion simple, avec ecchymose sous-cutanée et enflure
modérée du genou, jusqu'à l'*épanchement sanguin* et un
gonflement énorme du genou.

Cet épanchement peut se produire aussi dans les fractures par action musculaire. (Voir le tableau analytique.)

Lorsque la contusion est très-violente, ou l'épanchement très-considérable, il peut arriver que la peau tombe en *gangrène;* mais le plus fréquemment, celle-ci est simplement *excoriée;* elle peut même présenter des *plaies* plus ou moins superficielles, cela n'a pas de gravité, et n'est pas, à proprement parler, une complication. Il en de même des *phlyctènes* qui accompagnent souvent une violente contusion du genou.

Mais lorsqu'il y a *plaie pénétrante de l'articulation tibio-fémorale,* cet accident constitue une des complications les plus sérieuses, à cause des phénomènes inflammatoires graves dont l'articulation peut devenir le siége.

On reconnaît que les plaies qui accompagnent les fractures de la rotule sont pénétrantes, lorsqu'elles laissent échapper une assez grande quantité de sang et surtout de la synovie.

Le doute ne peut exister que si la plaie est étroite. Dans ce cas, il faut s'abstenir de toute recherche à l'aide de stylet ou de sonde cannelée. Mais si l'articulation est largement ouverte, on devra introduire le doigt pour s'assurer si elle ne contient pas de corps étrangers, ou s'il n'y a pas complication de fracture des condyles du fémur ou du tibia.

Cette ouverture de l'articulation du genou peut être produite de diverses manières : il faut diviser, à l'exemple de M. Bouchard (1), les fractures de la rotule, compliquées d'ouverture de l'articulation tibio-fémo-

(1) Bouchard, thèse de Paris, 1868, n° 155.

rale, d'après leur cause, en : 1° fractures compliquées de plaie pénétrante par *traumatisme simple ;* 2° fractures compliquées de plaie pénétrante par *projectiles de guerre*. Si on y joint : 3° les fractures compliquées de plaie pénétrante *résultant de gangrène*, on aura tous les cas où le genou peut être ouvert.

Les plaies pénétrantes par traumatisme simple peuvent être produites par des instruments tranchants, piquants ou contondants. Elles peuvent résulter d'une chute ou d'un choc violent, de la rupture d'un cal adhérant à la peau.

Les plaies pénétrantes par projectiles de guerre, compliquant les fractures de la rotule, qui exposent presque toujours à l'arthrite traumatique, sont par conséquent redoutables. Elles ne présentent rien de particulier en dehors des plaies ordinaires du genou par projectiles de guerre.

Les plaies pénétrantes résultant de gangrène, présentent toujours une gravité considérable. Elles entraînent souvent la mort du blessé.

Les plaies pénétrantes peuvent s'accompagner de la présence de *corps étrangers dans l'articulation :* cela a lieu souvent dans les fractures de la rotule produites par les armes à feu, dont les projectiles restent dans le genou.

La violence de la percussion du genou peut être telle, qu'elle peut non-seulement produire la fracture comminutive de la rotule, mais encore fracturer simultanément les condyles du fémur et du tibia. Lorsque la rotule a été réduite par la cause fracturante en plusieurs fragments, s'ils sont complétement libres au milieu des parties molles, ils chercheront à se faire jour au dehors et seront la cause d'*abcès* et *de phlegmons*. Les esquilles secondaires qui ne deviennent libres au milieu des parties molles qu'au bout d'un certain temps, sont aussi une cause de production de pus. Les fragments de la rotule peuvent se *nécroser* longtemps après la fracture, ils sont alors la cause de *fistules* et de *suppurations* interminables. Ces séquestres sont destinés à être éliminés. On a vu cependant des esquilles, parfaitement mobiles, au moment de l'accident, se souder à l'os et même servir de trait d'union entre les fragments et de support au cal.

Nous avons déjà vu que la contusion du genou qui accompagne les fractures directes de la rotule, présentait toujours un certain degré d'épanchement sanguin. Celui-ci peut aller jusqu'à l'*hémorrhagie*, lorsqu'un vaisseau d'une certaine importance a été lésé. Le sang peut s'échapper au dehors, lorsqu'il y a plaie des téguments, ou bien si la peau est intacte, s'épancher dans l'articulation tibio-fémorale et les parties molles. Il devient alors quelquefois nécessaire d'ouvrir le foyer, lorsqu'une violente inflammation a amené une vaste collection de pus.

L'*emphysème traumatique* a été observé à la suite de la fracture de la rotule. Dans une discussion à la Société de chirurgie, Morel-Lavallée (1) en a fait connaître un cas extrêmement remarquable, qui a été reproduit par M. P. Dolbeau (2) dans sa thèse pour l'agrégation sur l'*Emphysème traumatique*. Dans ce cas, où il s'agissait plutôt d'un emphysème spontané que d'un emphysème

______

(1) Morel-Lavallée, Société de chirurgie, séance du 15 mai 1861.

(2) Dolbeau, De l'Emphysème traumatique, thèse pour l'agrégation; Paris, 1860.

traumatique proprement dit, ce phénomène ne vint pas influencer d'une manière fâcheuse la consolidation de la fracture. Il s'était produit à la suite d'une chute sur le genou, dont la rotule avait été fracturée transversalement sans aucune plaie des téguments.

Douze jours seulement après l'accident, une douleur vive se fit sentir suivant la direction du plexus crural jusqu'au pli de l'aine. Le lendemain, on constata l'existence d'une crépitation emphysémateuse, très-caractérisée surtout au niveau des vaisseaux fémoraux, crépitation qui s'étendit bientôt à toute la cuisse et qui le seizième jour apparut dans la cuisse opposée, où elle affecta le même siége. L'emphysème avait été précédé comme de l'autre côté de quelques douleurs dans la région antérieure de la cuisse.

Tout cet emphysème avait complétement disparu au bout de dix jours; quant à la fracture, elle était consolidée au quarantième jour.

L'emphysème ne présente pas toujours autant de bénignité. Il arrive souvent qu'il précède la gangrène. M. le professeur Verneuil (1) a publié une observation très-intéressante de fracture des deux rotules, dans laquelle l'emphysème était accompagné de phlegmons diffus. Il semblerait que dans ces cas l'emphysème soit le résultat de l'attrition des parties molles sous-cutanées. On l'a attribué aussi à une espèce de stupeur nerveuse produite par la violence de la contusion.

Ce qui cause la principale difficulté du traitement de la fracture transversale de la rotule, c'est le *spasme musculaire* qui, dans le plus grand nombre des cas,

(1) Verneuil, Gaz. des hôp., 2 sept. 1855.

vient lutter contre les moyens employés pour maintenir la coaptation des fragments.

En effet, si dans quelques cas particuliers, l'écartement entre les fragments est nul, ou a peu de tendance à se produire (voir le tableau analytique), dans d'autres, très-nombreux, cet écartement existe, et se prononce de plus en plus à mesure que l'inflammation fait des progrès et provoque la rétraction musculaire.

L'inflammation, en effet, accompagne toujours les fractures de la rotule, même lorsqu'elles n'ont pas eu lieu par cause directe. Mais lorsqu'elle est modérée, elle ne constitue pas à proprement parler une complication, c'est, au contraire, l'indice d'un travail réparateur. Ce n'est que lorsqu'elle prend une intensité plus grande qu'il faut s'efforcer de la combattre. La douleur, le gonflement modéré du genou marquent la première phase de l'inflammation. Lorsque celle-ci prend un caractère plus grave, elle doit provoquer toute la sollicitude du chirurgien. Elle s'accompagne alors d'un gonflement, d'une chaleur considérables; la peau du genou devient lisse et tendue : en même temps la douleur est de plus en plus forte. Lorsque la fracture de la rotule a été accompagnée d'une plaie pénétrante de l'articulation, on voit les bords de la plaie s'écarter, se boursoufler ; une grande quantité de sérosité plus ou moins trouble s'en échappe. Une réaction générale ne tarde pas à se produire, le blessé présente de la fièvre, de l'inappétence, de l'insomnie, la langue est saburrale, il se produit un malaise général, de l'anxiété, des nausées ; la violence de la douleur devient telle, que le moindre mouvement est intolérable. Cette douleur aiguë est même un symptôme particulier à *l'arthrite traumatique*. L'apparition de frissons irréguliers est l'indice de la formation du pus, soit dans l'articulation elle-même, soit dans l'épaisseur des parties molles environnantes, qu'il envahit après avoir ulcéré la synoviale. Si on ouvre ces abcès, il s'écoule des quantités énormes de pus, mélangé de sang noirâtre, et cependant tous les clapiers ne se vident pas complétement.

Il se produit à ce moment une rémission des accidents inflammatoires. Mais bientôt d'autres abcès se forment, fusent dans les gaînes musculaires, et la *gangrène* envahit souvent la peau et le tissu cellulaire.

Il peut survenir un *érysipèle* qui aggrave encore la situation : alors le blessé succombe dans le délire ou le coma. Lorsque la gravité des accidents n'a pas amené une terminaison fatale, les fragments osseux qui baignent dans le pus et sont dépouillés de leur périoste se nécrosent. Cet accident se produit encore, lorsque les fragments rotuliens sont laissés au contact de l'air, par suite d'une gangrène des téguments causée par un excès d'inflammation. Il existe des faits assez nombreux où la rotule tout entière fut ainsi éliminée, sans grand préjudice pour le malade, qui put marcher à la suite de cet accident (1). L'élimination des séquestres se fait au bout d'un temps toujours long, après avoir été la cause de fistules et de suppurations continuelles. L'arthrite traumatique heureusement ne se termine pas toujours d'une manière aussi funeste. Lorsqu'elle succède à une fracture de la rotule accompagnée d'une simple contusion, sans plaie pénétrante de l'articulation, elle peut se terminer par la guérison, mais en laissant

(1) Journ. de chir. de Malgaigne, déc. 1846, Gazette médicale, p. 412. 1840.

une raideur articulaire, toujours fort longue à se dissiper, quelquefois même une ankylose.

La situation particulière de la rotule exige, pour que
sa fracture se consolide, l'immobilisation du genou,
qui entraîne souvent à sa suite la raideur de cette articulation. Elle se remarque, en effet, presque toujours
après une fracture de la rotule; mais, en général, elle
cède au bout d'un temps plus ou moins long. Elle peut
cependant persister pendant des mois, et même des
années.

Le traumatisme qui a causé la fracture de la rotule,
peut amener aussi la formation d'une *hydarthrose* de
l'articulation du genou. Celle-ci suit sa marche ordi-
naire et passe facilement à l'état chronique. Elle peut
être un obstacle à la coaption des fragments rotuliens
et favoriser le déplacement de ceux-ci en les repoussant
en avant. C'est une complication assez peu commune.

Il en est de même de l'*hydropisie des bourses séreuses*
qui environnent l'articulation du genou. Elles peuvent
être aussi le siége d'épanchements purulents, résultats
de l'inflammation, et d'épanchements sanguins, suites
de la contusion qui a produit la fracture.

Les fractures de la rotule peuvent exposer le blessé à
tous les *accidents généraux* que l'on rencontre dans les
autres fractures. Ainsi elles peuvent se compliquer de
fièvre, d'*infection purulente*, de *délire nerveux*, de *tétanos*.
Le séjour prolongé au lit peut entraîner la formation
d'*eschares* au *sacrum*, accidents toujours graves et qui sont
l'expression d'un trouble profond dans les fonctions de
nutrition. Le décubitus dorsal peut être aussi la cause
d'*accidents sérieux des voies respiratoires* chez les vieillards

et les sujets catarrheux. On doit aussi redouter les *congestions cérébrales* chez les apoplectiques.

Les accidents de la convalescence de la fracture de la rotule méritent que nous nous y arrêtions quelques instants.

Lorsqu'une fracture de la rotule est guérie, et qu'on enlève les appareils qui ont servi à favoriser sa consolidation, on remarque généralement que la peau du membre inférieur est le siége d'une *rougeur érythémateuse*. C'est toujours à la suite de l'application d'un grand appareil, qui a été fortement serré et laissé longtemps en place, que cet érythème se manifeste. Il a quelquefois une grande étendue ; sa coloration peut être d'un rouge très-intense, allant jusqu'au violacé et même jusqu'au bleuâtre. On constate alors le plus souvent un *refroidissement* sensible de tout le membre. En même temps, on remarque une *desquamation épidermique*. Ces phénomènes, qui sont l'indice de la difficulté qu'éprouve la circulation à se rétablir, sont accompagnés le plus souvent d'un *œdème* quelquefois énorme. Tantôt celui-ci occupe tout le membre, tantôt il ne siége qu'au niveau du genou et ne descend pas jusqu'à la partie antérieure de la jambe. Lorsqu'il n'est pas trop considérable, il disparaît quand le convalescent est couché, et ne reparaît qu'après que celui-ci est resté assis pendant quelque temps ou qu'il a fait quelques essais pour marcher.

Cet œdème est toujours difficile à faire cesser complément. Pendant longtemps, il persiste à se montrer le soir ou à la suite d'une fatigue et cela quelquefois pendant des années.

L'œdème existe souvent sans érythème, mais le refroidissement du membre l'accompagne presque toujours. C'est aussi une des causes de la *raideur articulaire*,
et c'est, sans contredit, l'accident le plus fréquent de la
convalescence de la rotule. Il se montre, en effet, chez
presque tous les blessés qui ont subi cette fracture.

La cause de cette raideur articulaire ne provient pas
seulement de l'œdème, mais elle résulte principalement
de l'immobilité à laquelle l'articulation a été condamnée.
On observe, en effet, que plus l'immobilité a été complète et prolongée, plus la raideur est considérable et
difficile à vaincre. Les appareils qui compriment circulairement la cuisse ou la jambe, sont surtout une cause
d'œdème et de raideur des articulations. Cette raideur
ne se remarque pas seulement au genou, mais encore à
l'articulation tibio-tarsienne, lorsqu'elle a été comprise
dans des appareils inamovibles.

Lorsque le genou a été le siége d'une forte contusion,
ou d'une inflammation vive, la raideur articulaire peut
être extrême et même aller jusqu'à l'*ankylose*, surtout
lorsque ces deux accidents se joignent à une immobilisation prolongée de l'article.

En effet, si à l'exemple de M. le professeur Jules Cloquet (1), nous divisons les ankyloses en ankyloses complètes et ankyloses incomplètes, nous verrons que les
premières sont rares après les fractures simples de la
rotule. Elles résultent de l'altération des cartilages et
de la soudure des extrémités osseuses, précédées le plus
souvent de l'infiltration de lymphe plastique qui envahit
la synoviale articulaire et les parties voisines. Dans ce

méd. en 30 vol., nouv. édit, t. III.

cas, les mouvements sont complétement abolis dans l'articulation.

Dans la seconde variété, fausse ankylose, ou ankylose incomplète, les surfaces articulaires sont intactes, mais ce sont les ligaments, les tendons, les muscles, les aponévroses, le tissu cellulaire lui-même, qui ont été le siége des altérations morbides. C'est principalement dans un retrait, un raccourcissement de leurs éléments, que celles-ci consistent. Ces modifications ont pour résultat de rendre fixe l'articulation; on peut cependant, par des mouvements méthodiques, imprimés à l'articulation, arriver dans quelques cas à en rétablir les fonctions (obs. 4). Mais il est nécessaire d'agir le plus tôt possible, car les ligaments, les tendons et les muscles, perdent rapidement leur souplesse et se constituent bientôt en état de rigidité permanente.

Il est assez fréquent, après les fractures de la rotule, de remarquer une *atrophie* du membre blessé. Elle se produit surtout lorsque le membre inférieur a été longtemps comprimé dans un appareil, où il a été maintenu dans une inaction prolongée, et à l'abri du contact de l'air. (Obs. 7, 10, 13, etc.) On la constaterait encore bien plus fréquemment, si elle ne s'accompagnait presque toujours d'un œdème qui la masque.

La *faiblesse* de la jambe blessée tient souvent aux mêmes raisons; mais il ne faut pas oublier que la consolidation de la rotule par un cal fibreux trop long, est par elle-même une cause puissante de la diminution des forces du blessé.

Lorsque dans une fracture de la rotule, la peau a contracté des *adhérences* avec la bride fibreuse qui unit les fragments, on doit redouter que, dans une chute, un

coup sur le genou, surtout dans une rupture du cal
fibreux, la peau ne se déchire et ne détermine ainsi
l'ouverture de l'articulation. Il faut donc éviter cette
adhérence avec le plus grand soin.

PRONOSTIC.

Le pronostic de la fracture de la rotule est sérieux,
car il compromet presque toujours les fonctions du
membre. En effet, nous avons vu qu'il restait à la suite
de cette fracture un œdème persistant, une raideur articulaire difficile à dissiper, et quelquefois même incu-
rable. Elle a pour conséquence d'être un obstacle à tous
les mouvements qui exigent la flexion, comme, par
exemple, pour descendre les marches d'escalier.

Lors même que cette raideur n'existe pas, la force du
sujet est toujours amoindrie, et souvent, lorsque le cal
fibreux est long, la faiblesse du membre fracturé est
telle, qu'il en résulte une claudication très-marquée.
L'extension devient difficile, et quelquefois même impossible, ce qui explique pourquoi les blessés ont tant
de difficulté à monter les escaliers et même à marcher
sur un plan légèrement ascendant.

Le blessé est en outre exposé à des chutes fréquentes
causées par la flexion subite du genou qui se produit
pendant la marche, surtout lorsque la réunion des fragments a lieu par un cal fibreux.

Il n'est pas rare de voir celui-ci se rompre dans ces
chutes, et cela à plusieurs reprises. Si malheureusement
la peau est adhérente au cal, elle se déchire et expose
alors l'articulation à tous les accidents des plaies pénétrantes. Ch. Bell en a observé un cas. On a vu une ulcé-

ration de la peau prérotulienne gagner le cal fibreux, le détruire et mettre ainsi l'articulation en contact avec l'air; Astley Cooper (1), Malgaigne (2) en citent chacun un exemple. Dans les deux cas, la mort fut la conséquence de cet accident.

Les fractures verticales ou multiples de la rotule ont des conséquences moins funestes. Cependant on remarque, à leur suite, de la raideur articulaire, qui peut provenir de l'inflammation articulaire et souvent du traitement employé.

Il n'est pas très-rare de voir un sujet porteur d'une fracture de la rotule, se fracturer celle du côté opposé. Malgaigne (3) attribue cette singulière fracture secondaire à la fatigue de la rotule saine, résultant de ce que le malade reporte instinctivement sur la jambe intacte tout le poids du corps, surtout dans les efforts énergiques, à cause de la faiblesse du membre blessé.

Dans les fractures transversales , la gravité du pronostic augmente avec l'écartement des fragments, le degré de l'épanchement articulaire, la tuméfaction du genou, etc.

Les fractures transversales par action musculaire sont en général plus graves que les fractures directes, à cause de l'écartement plus considérable des fragments.

Toutes choses égales d'ailleurs, la gravité de la fracture est subordonnée à ses complications. Les plus fréquentes sont : la contusion, à tous les degrés, les épanchements sanguins; puis plus tard l'œdème, la raideur articulaire, la faiblesse du genou, l'atrophie du membre.

(1) Astley Cooper, loc. cit.
(2) Journ. de chir. de Malgaigne, t. I, juillet 1843.
(3) Traité des fractures et luxations, t. I, p. 751.

Les accidents les plus graves sont : le grand nombre des esquilles, l'arthrite ; ceux qui exposent l'articulation au contact de l'air, c'est-à-dire la gangrène de la peau du genou, les plaies pénétrantes, surtout celles qui résultent des coups de feu, ou qui se compliquent de fractures des condyles fémoraux, la déchirure de la peau résultant d'une rupture du cal fibreux. Tous ces cas nécessitent presque toujours l'amputation.

Les moyens de traitement employés ont une influence considérable sur le pronostic, surtout au point de vue du rétablissement des fonctions du membre.

DEUXIÈME PARTIE.

De l'histoire des fractures de la rotule, surgissent deux indications principales : 1° rapprocher et maintenir les fragments; 2° conserver au genou la liberté de ses mouvements.

Malheureusement les moyens qu'on emploie pour atteindre le premier but ont souvent pour résultat de faire manquer le second, c'est-à-dire de provoquer une raideur articulaire plus ou moins persistante.

Et d'abord, faut-il réduire immédiatement la fracture?

Il faut remarquer que, pour les fractures de la rotule, les manœuvres de réduction se bornent à la coaptation des fragments. Encore celle-ci n'est-elle pas toujours nécessaire. En effet, dans les fractures de la rotule sans déplacement, l'indication consiste seulement à empêcher ceux-ci de se produire.

Ce sont les fractures par action musculaire, qui présentent le plus souvent un écartement des fragments, à cause de la chute que fait le blessé, qui tombe généralement la jambe ployée sous lui, ce qui produit de grandes déchirures dans la capsule articulaire et dans la couche fibreuse prérotulienne. Dans les fractures par cause directe, l'écartement peut aussi avoir lieu, lorsque le blessé s'est efforcé de se relever et est retombé à plusieurs reprises. En résumé, toutes les fois que la capsule fibreuse sera largement déchirée, l'écartement des fragments aura lieu, et il faudra y remédier.

Nous avons vu que les fractures de la rotule s'accompagnaient généralement d'un gonflement inflammatoire du genou, gonflement quelquefois énorme, rarement tout à fait nul. Il se produit avec rapidité après l'accident et peut durer de quelques jours (six à dix) à plusieurs mois. On comprend que la gravité, les complications de la fracture, le traitement employé aient une influence sur sa durée. Quelques chirurgiens n'hésitent pas à réduire la fracture, et à appliquer un appareil malgré ce gonflement, mais le plus grand nombre s'abstient, et se borne à le combattre par des moyens appropriés, avant d'employer les appareils de contention. Malgaigne compte parmi les causes les plus propres à amener de la raideur articulaire, l'application prématurée d'un appareil contentif. Un appareil qui viendrait comprimer un genou en proie à une inflammation un peu vive, serait la cause, d'abord, d'une augmentation de cette inflammation, puis, à la suite, de suppuration et de gangrène, ainsi qu'on en a vu des exemples. La douleur que provoquent les tentatives de réduction est telle, qu'elle rend celles-ci inutiles et même dangereuses. Du reste, le gonflement du genou est aussi un obstacle quelquefois invincible au rapprochement des fragments. Il faut d'abord s'attacher à faire cesser le gonflement. On commencera par donner au membre inférieur une position favorable à la circulation de retour. Celle qui atteint le mieux ce but, est la position étendue de la jambe, le pied élevé. Tantôt on le retient élevé par des coussins de balle d'avoine, tantôt, et cela est préférable, on place le membre tout entier dans une gouttière ou une boîte, et on incline tout l'appareil à 45° environ. Quelquefois cette position étendue est une cause de douleur vive dans le jarret, et ne peut être supportée par le malade. On pourra alors permettre une légère flexion de la jambe sur la cuisse, en la compensant par une égale flexion de la cuisse sur le bassin. Quelques chirurgiens préfèrent donner, dès le début, à la jambe, une position fléchie sur la cuisse et celle-ci sur le bassin, en maintenant le jarret sur un double plan incliné. Nous avons vu que la flexion du genou avait pour effet de favoriser l'écartement des fragments, tandis que par l'extension ceux-ci sont souvent ramenés presque au contact.

Les gouttières ou les boîtes dans lesquelles le membre inférieur tout entier est contenu, ont encore l'avantage d'immobiliser l'articulation tibio-fémorale. Cette immobilisation favorise considérablement la résolution des engorgements inflammatoires et des épanchements sanguins et synoviaux produits par la contusion. Suivant la nature du gonflement, on emploie les topiques émollients ou résolutifs.

Ainsi, quand on est en présence d'une tuméfaction inflammatoire, on recouvrira le genou de cataplasmes tièdes ou chauds de farine de graine de lin, simples ou laudanisés.

Lorsque l'intensité de l'inflammation l'exigera, on aura recours à des moyens plus énergiques, qui seront exposés plus loin à propos du traitement de l'arthrite traumatique, considérée comme complication de la fracture de la rotule.

Lorsque l'enflure du genou a pour cause un épan-

chement de sang, résultat de la contusion siégeant
dans le tissu cellulaire sous-cutané, ou dans l'articulation elle-même, on emploie les résolutifs, comme l'eau-
de-vie camphrée, l'eau blanche, l'extrait de Saturne, le
vin aromatique, soit au moyen de compresses appli-
quées sur le genou, soit au moyen de cataplasmes froids.
Quelquefois le gonflement ne cède pas, et on voit se produire des abcès superficiels, ou même des collections
purulentes situées dans la cavité articulaire ou dans les
interstices musculaires. Ces accidents nécessitent un
traitement particulier sur lequel nous reviendrons plus
loin.

Les plaies simples du genou, les excoriations de la
peau de cette région, les phlyctènes qui accompagnent
souvent la contusion, ne doivent pas empêcher la réduction de la fracture. Ces légers accidents seront pan-
sés simplement, soit au moyen de linge troué ou de papier brouillard enduits de cérat, soit au moyen de compresses imbibées d'eau ou de liquides médicamenteux.

Certaines complications exigent la réduction immédiate de la fracture, tandis que d'autres la proscrivent
impérieusement.

Ainsi la contusion, qui est presque inséparable des
fractures par cause directe, n'empêche de tenter immédiatement la coaptation que lorsqu'elle s'accompagne
d'un gonflement trop considérable, ou d'un grand
épanchement dans l'articulation et les parties molles
voisines. Il faut alors s'efforcer de faire disparaître ces
complications avant d'appliquer un appareil contentif.

Lorsque la contusion est très-violente, elle peut amener la gangrène des tissus qui recouvrent l'articulation.
Celle-ci se trouve en contact avec l'air quand l'eschare

se détache, et elle est alors exposée aux accidents des plaies pénétrantes articulaires.

L'ouverture du genou peut résulter aussi d'une ulcération siégeant à son niveau, et envahissant le col fibreux d'une ancienne fracture de la rotule. Ce fait est heureusement fort rare.

Ces ouvertures articulaires par gangrène, présentent des phénomènes du même ordre que celles qui sont produites par traumatisme simple, ou par armes à feu. Leur traitement sera indiqué en même temps que pour celles-ci.

Les fractures de la rotule, compliquées de plaies pénétrantes articulaires, lorsqu'elles sont le résultat d'un traumatisme simple, sont moins graves que celles qui sont produites par projectiles de guerre ou qui succèdent à une gangrène des téguments. Autrefois, toute blessure pénétrante du genou était considérée comme une indication à l'amputation. Cependant plusieurs chirurgiens et Dupuytren (1) en particulier, s'élevèrent contre les amputations hâtives.

Pour les partisans de la méthode conservatrice, l'indication principale consiste à soustraire l'articulation à l'impression de l'air. Voici, d'après les auteurs du *Compendium* (2), la ligne de conduite du chirurgien. Il doit : 1° fermer la plaie ; 2° imposer à l'articulation blessée l'immobilité la plus absolue dans une position convenable.

Pour cela, il faut réuir nla plaie, après l'avoir débarrassée des caillots de sang et des corps étrangers ; la réunion peut être maintenue soit par la suture, soit

(1) Dupuytren, Leçons orales.
(2) Compendium de chirurgie,
   Le Coin.

par les agglutinatifs; puis, après avoir recouvert la plaie d'un linge troué, on applique un bandage légère-ment compressif depuis le pied jusqu'au-dessus du genou, qu'on a matelassé convenablement avec de la charpie.

Il ne faut pas négliger le traitement général. Ainsi, suivant les indications, on aura recours aux dérivatifs intestinaux, aux émissions sanguines générales ou locales, dans les cas de tendance à l'inflammation locale ou à la fièvre traumatique; le blessé sera soumis à un régime sévère : la diète, les boissons délayantes. On a employé, pour prévenir l'inflammation, les irrigations continues, les applications de glace pilée contenue dans une vessie. On a aussi recouvert le genou de flanelle imbibée d'eau de guimauve tiède, qu'on renouvelle de temps en temps sans déranger le pansement.

M. le professeur Verneuil, dans les cas de fracture de la rotule avec plaie pénétrante, réunit très-soigneusement la plaie, qu'il recouvre d'une épaisse couche de collodion, cherchant ainsi à transformer ces fractures compliquées en fractures simples. Il place sur le genou une vessie remplie de glace pilée, et maintient l'immobilité de l'articulation. On trouvera dans la thèse de M. Bouchard (1) la relation de plusieurs succès obtenus par cette méthode, succès qui plaident en faveur de la chirurgie conservatrice.

Malgré ces résultats favorables, les fractures compliquées de plaies pénétrantes par traumatisme simple sont toujours excessivement sérieuses, et cependant elles sont encore dépassées en gravité par les plaies pénétrantes

(1. Loco citato.

produites par armes à feu. Autrefois les chirurgiens s'accordaient à dire qu'elles réclament toutes l'amputation. Cependant l'observation de faits assez nombreux, dans lesquels le blessé guérit, tout en conservant son membre, engagea les chirurgiens à chercher à obtenir un résultat aussi heureux dans les cas de plaies pénétrantes, étroites et de délabrements peu considérables. Les indications à remplir sont les mêmes que pour les plaies pénétrantes par traumatisme simple. On doit seulement s'assurer s'il n'y a pas de corps étranger dans l'articulation et dans la plaie. S'il y en a, il faut les extraire tous, ainsi que les esquilles, lorsque la fracture de la rotule est comminutive.

Si l'amputation est jugée nécessaire, il faut se hâter de la pratiquer avant l'apparition des accidents qui compliquent ces sortes de plaies pénétrantes. Elle doit être différée lorsque ces accidents qui sont : l'inflammation, la tuméfaction de la partie, le délire, les convulsions, la douleur excessive, se sont développés subitement (Larrey) (1).

M. Sonrier (1) trace le tableau suivant des cas où l'amputation est d'une nécessité absolue : « La brisure est-elle considérable, multiple, avec esquilles, projectiles, bourres, etc., chassés bien avant dans les chairs, le blessé fébricitant, affaibli, la plaie envahie par une suppuration louche, fétide....., amputez sans délai, car chaque jour, chaque heure de retard est un acheminement vers une fin cruelle ! Différer, c'est attendre la suppuration, l'hémorrhagie, le tétanos, la pourriture noso-

---

(1) Relations chirurgicales de l'expédition de l'armée d'Orient.

(1) Cité par Bertherand, Lettres médico-chirurgicales sur la campagne d'Italie. Paris, 1860, p. 195.

comiale, la résorption purulente, menaces terribles incessamment suspendues sur la vie de votre malade! L'hésitation, dans ces conditions, c'est la mort! »

Nous venons de dire plus haut que lorsque la rotule est divisée en plusieurs fragments, il faut extraire les esquilles qui sont complétement détachées, causes permanentes de douleurs et d'irritation, et qui joueraient dans les tissus le rôle de corps étrangers. Mais quelquefois les esquilles ne se détachent qu'au bout d'un certain temps : elles provoquent alors la formation d'abcès qui deviennent fistuleux par la suite; dans ces cas, on reconnaîtra facilement la présence de ces esquilles en introduisant par la fistule un stylet qui viendra frotter sur leur surface dépouillée de périoste, et qui permettra de s'assurer de leur mobilité. La nécrose d'une portion de la rotule s'accompagne des mêmes phénomènes, et cela, quelquefois des mois après l'accident. Il faut toujours avoir soin d'enlever ces séquestres, qui sont une cause d'affaiblissement pour le malade, par la suppuration qu'ils entretiennent. On a même conseillé, dans les cas où la rotule était comme écrasée, de l'enlever complétement; cette conduite repose sur l'observation de faits, dans lesquels des blessés marchaient et même couraient avec facilité, quoique leur rotule ait été retranchée en entier.

Quant aux fistules persistantes, on les traite par des injections irritantes d'eau salée, de solutions de sulfate de cuivre, ou mieux de teinture d'iode soit affaiblie, soit pure. Si elles tardent à se cicatriser sous l'influence de ce traitement, on devra les inciser, et on trouvera, le plus souvent, dans la présence d'un séquestre, la cause de leur durée.

On voit assez souvent les fractures de la rotule s'accompagner d'une hémorrhagie, qui, lorsqu'elle rest sous-cutanée, prend quelquefois des proportions tellement considérables qu'elle entraîne la gangrène de la peau ou la formation de collections purulentes intermusculaires. Celles-ci s'étendant au loin en fusées, désorganisent les parties molles et dénudent les os et les cartilages. Ces lésions entraînent, le plus souvent, la mort du blessé lorsqu'on n'a pu y mettre arrêt soit par des incisious profondes et multipliées, soit par l'amputation de la cuisse. Heureusement les accideuts ne prennent pas toujours un tel caraclère de gravité; ils cèdent souvent à la position et à l'immobilisation du membre, à l'emploi des résolutifs ou des antiphlogistiques. Si, malgré ces moyens, la supuration se produit, il ne faut pas hésiter à donner issue au pus par de larges débridements.

Dans les cas où l'hémorrhagie a lieu avec une plaie de la peau, le sang s'échappe par cette plaie, quelquefois en quantité énorme, malgré les moyens employés pour l'arrêter. L'hémorrhagie s'accompagne souvent, dans les plaies pénétrantes articulaires, de l'écoulement de la synovie, qui est un obstacle à la réunion des bords de la plaie. On tentera d'arrêter l'hémorrhagie par l'immobilisation du membre, la compression, le tamponnement, l'affrontement des bords de la plaie, l'application de compresses imbibées de liquides hémostatiques ou d'eau fraîche, de glace pilée dans une vessie. Presque toujours l'immobilisation du membre et l'affrontement des bords de la plaie réussissent à arrêter l'hémorrhagie. La compression et le tamponnement empêchent l'écoulement du sang au dehors, mais ils ont l'inconvénient de le laisser s'extravaser dans les tissus, où il décolle les muscles et la peau , et cause les plus grands désordres.

L'emphysème a été assez peu souvent observé à la suite des fractures de la rotule. Velpeau, Malgaigne et d'autres chirurgiens ont jugé cet accident si grave que, pour eux, il nécessite toujours l'amputation. Cependant il existe des cas bien certains de guérison de fracture de la rotule, où cette complication a été observée. S'il s'agit d'un emphysème traumatique proprement dit, il accompagne presque toujours la gangrène des parties molles sous-cutanées, ou, tout au moins, leur attrition profonde ; il justifie alors souvent le pronostic grave qu'on a porté sur lui. Cependant on le constate quelquefois avec une simple contusion au premier degré. Les incisions qu'on pratiquera pour donner issue au sang altéré et au pus permettent au gaz de se dégager ; mais, le plus souvent, le blessé succombera aux progrès d'une gangrène dont l'invasion rapide n'aura pas laissé le temps de recourir à l'amputation. S'il s'agit d'un emphysème spontané, le pronostic est beaucoup moins grave, mais c'est un accident extrêmement rare.

Dans les fracture de la rotule, le spasme musculaire est un obstacle sérieux au rapprochement des fragments et au maintien de la coaptation.

Il faut attendre pour réduire la fracture que les contractions spasmodiques aient cessé ; et pour arriver à ce résultat, on a conseillé l'emploi de l'opium à haute dose, les antiphlogistiques, la diète. Les anesthésiques ne sont pas indiqués dans ce cas. Les manœuvres prématurées de réduction, outre qu'elles excitent l'inflammation et peuvent determiner la formation d'abcès, de phlegmons, de gangrène, provoquent quelquefois des convulsions, le délire et le tétanos. Il faut donc bien se garder d'essayer la réduction des fragments, car, loin d'apaiser le spasme, elle l'exciterait davantage.

L'inflammation est la complication la plus redoutable des fractures de la rotule lorsqu'elle dépasse les limites ordinaires. Aussi le chirurgien doit-il mettre tous ses soins à la prévenir ou à la combattre s'il n'a pu empêcher son apparition. En effet, le voisinage de l'articulation lui donne une gravité terrible, si elle vient à s'emparer de celle-ci et à produire une arthrite traumatique.

La première condition du traitement est de s'opposer à tout mouvement de l'articulation, en emprisonnant le membre dans une gouttière en en relevant le talon. Puis il faut recouvrir le genou de cataplasmes émollients ou laudanisés. Si l'inflammation s'accuse davantage, on aura recours aux antiphlogistiques généraux ou locaux. Une légère compression exercée sur le genou a été recommandée, mais elle est souvent une cause de douleur vive et expose à la gangrène. Cependant il ne faut pas perdre de vue la consolidation de la fracture, et malgré les accidents, il faut maintenir la coaptation par des appareils convenables. Il est très-utile de se servir, dans ces cas, des appareils hyponarthéciques ou épinarthéciques qui permettent d'employer l'irrigation continue ou intermittente faite avec de l'eau fraîche ou tiède, de faire des applications de glace concassée enfermée dans une vessie.

Il faut en même temps maintenir le blessé à la diète, à l'usage des boissons rafraîchissantes, éviter la constipation. Si les douleurs articulaires sont fortes, empêchent le sommeil, on pourra employer les calmants, les opiacés. M. Fleury père (de Clermont-Ferrand) recommande, pour calmer la douleur, l'application de vésicatoires autour de l'articulation.

Lorsque, malgré tous ces moyens, l'inflammation fait des progrès, la suppuration se produit, en amenant la formation d'abcès superficiels et profonds. Il faut ouvrir les premiers largement, cela n'est contesté par personne, mais les collections profondes qui siégent dans l'articulation ont divisé les opinions des chirurgiens : les uns veulent qu'on ne leur donne issue que par des ouvertures étroites, et même de simples ponctions, les autres, et c'est le plus grand nombre, ouvrent largement l'articulation, s'efforçant ainsi de vider complétement les foyers, et de ne pas laisser séjourner le pus dans des clapiers au fond de l'articulation. On a même préconisé l'usage de tubes à drainage, qui livrent au pus un écoulement facile, et qui permettent de faire dans les replis de la synoviale, ainsi que le conseille Bonnet (de Lyon), des injections avec des liquides antiseptiques ou seulement de l'eau pour laver l'articulation. M. Bouchard insiste beaucoup sur l'utilité d'un drain traversant le cul-de-sac sous-crural de la synoviale et servant à évacuer le pus qui ne pourrait s'écouler dans l'articulation par suite du rétrécissement inflammatoire de l'ouverture de communication. On peut arriver quelquefois au même résultat, en comprimant ce cul-de-sac au moyen d'une bande roulée.

Lorsque, sous l'influence de la médication, les accidents s'amendent, on voit la suppuration se tarir peu à peu ; les portions nécrosées de la rotule sont éliminées, tous les phénomènes inflammatoires cessent. Ces cas sont très-rares à la suite des fractures avec plaies pénétrantes, mais s'observent plus souvent lorsque la fracture est simple et l'arthrite modérée. Il reste toujours à leur suite une raideur articulaire considérable que le traitement que nous indiquons plus loin parvient rarement à dissiper d'une manière complète.

L'ankylose du genou peut même succéder à une arthrite traumatique survenue à la suite d'une fracture de la rotule. Cet accident, qu'il faut s'efforcer d'éviter dans les fractures simples, est cependant un résultat qu'on doit s'estimer heureux d'obtenir dans certaines inflammations articulaires qui accompagnent les fractures avec plaies pénétrantes. En effet, le membre conservé rendra de grands services au blessé, malgré sa rigidité, et sera toujours préférable à un membre artificiel, quelque perfectionné qu'il soit, outre que le malade n'aura pas été exposé aux accidents redoutables des grandes opérations. L'amputation ne doit être pratiquée que lorsque les autres moyens ont échoué. La résection de la rotule semble, d'après les statistiques, présenter moins de gravité que l'amputation ; on a relevé un certain nombre de cas remarquables de guérisons obtenues par cette opération.

Cependant, dans une discussion à la Société de chirurgie (1), qui eut lieu à la suite de la lecture, pàr M. le professeur Verneuil, d'une observation de fracture compliquée de la rotule, la majorité des chirurgiens s'est prononcée en faveur de la chirurgie conservatrice, à la condition toutefois de ne pas prolonger l'expectation lorsque la gravité du mal ou l'épuisement du malade indique que les ressources de la thérapeutique sont insuf-

(1) Soc. de chir., séance du 23 août 1865.

fisantes et qu'une opération est nécessaire pour sauver le blessé.

En effet, il ne faut pas attendre, pour pratiquer l'amputation, l'apparition d'accidents généraux graves, tels qu'une fièvre traumatique violente, l'infection purulente, le délire nerveux, qu'on essayera de maîtriser par l'opium à haute dose; le tétanos, contre lequel on a préconisé le curare, mais que les anesthésiques semblent combattre plus efficacement.

Occupons-nous maintenant des moyens qui favorisent la consolidation des fractures de la rotule.

Ces moyens sont de deux ordres : d'abord la position du membre, qui diminue l'écartement des fragments; et ensuite les divers appareils qui ont été imaginés pour maintenir la coaptation de la fracture.

L'observation des faits ayant montré aux chirurgiens que les fragments rotuliens se rapprochaient par l'extension de la jambe, ils commencèrent par tenir la jambe étendue pour favoriser la consolidation de la fracture. En même temps, ils appliquaient un bandage roulé qui embrassait tout le membre.

Paul d'Égine, A. Paré (1) employaient encore uniquement ces moyens.

J.-L. Petit (2) maintenait l'extension par un oreiller, qui soulevait légèrement le pied.

Valentin (3), remarquant que le muscle droit antérieur est relâché lorsqu'on élève le talon, fixa le membre dans cette position, en plaçant des coussins sous la

(1) A. Paré, Œuvres complètes par Malgaigne, Paris, 1840.

(2) J.-L. Petit, Traité des maladies chirurgicales et des opérations, Paris, 1790.

(3) Valentin, Recherches crit. sur la chirurgie moderne; Amsterdam, 1772.

jambe et en faisant partir d'une pantoufle dont il chaus-
sait le pied des liens qui venaient s'attacher à un bandage de corps. Richerand (1) rejeta la pantoufle. Desault (2) rendit l'immobilité et la rigidité de la jambe
plus exactes en employant une longue attelle postérieure.

Sabatier (3) voulant éviter la douleur du jarret que
cause une extension trop rigide de la jambe permet
une légère flexion du genou en la compensant par une
égale flexion de la cuisse sur le bassin.

Les chirurgiens anglais, Sheldon (4), le premier,
placent la jambe étendue sur le lit, le tronc relevé à
angle droit et même incliné en avant.

Langenbeck laissait la jambe horizontale, et plaçait
le tronc verticalement.

A. Cooper (5) associa la position oblique du tronc
avec la position oblique de la jambe.

Dupuytren (6) employait volontiers une chaise renversée, dont il plaçait le dossier sous la fesse du blessé,
la jambe reposant sur la face postérieure de la chaise.

A la position, qui diminue l'écartement des fragments sans les soustraire à la rétraction du triceps crural et du ligament rotulien, les chirurgiens joignirent
des bandages et des appareils pour maintenir la coaptation.

Ainsi Langenbeck ajoutait à la position, la compres-

(1) Richerand, Mém. sur les fract. de la rotule, dans les Mém. de la
Soc. méd. d'émulation, t. III.

(2) Desault, Œuv. chirurg. par X. Bichat, Paris, 1801.

(3) Sabatier, Mém. sur la fracture en travers de la rotule, Mém. de
l'Acad. des Sc., 1786.

(4) Sheldon, Essay on the Fract. of the Patella; London, 1789.

(5) A. Cooper, loc. cit.

(6) Dupuytren, Leçons orales.

sion de la cuisse et de la jambe par deux bandages roulés qui se rencontraient au genou.

Astley Cooper appliquait d'abord sur tout le membre un ·bandage roulé. Puis il rapprochait deux anneaux sus et sous-rotuliens faits soit par des tours de bande, soit avec du cuir, au moyen de deux rubans longitudinaux, placés sur les côtés : une longue attelle concave était placée à la partie postérieure du membre. Quelquefois il n'employait qu'un bracelet de cuir sus-rotulien, maintenu par une lanière antérieure passant sous la plante du pied.

B. Bell (1) employait deux jarretières sus et sous-rotuliennes, avec courroies latérales et courroie antérieure venant se fixer à une pantoufle.

Un des premiers bandages contentifs fut le kiastre, bandage en huit de chiffre dont les anses passent au-dessus et au-dessous des fragments, les tours de bande se croisant dans le jarret. Les anciens chirurgiens employaient aussi le bandage unissant des plaies en travers, que Heister (2), J.-L. Petit, renforçaient par une forte compresse ou une attelle de carton dans le jarret ; que Desault associait au kiastre, en y ajoutant d'épaisses compresses sus et sous-rotuliennes et son attelle postérieure : il y joignait encore une bande roulée pour comprimer les muscles, espérant ainsi annihiler leur rétraction.

Le kiastre est aujourd'hui abandonné ; mais le bandage unissant des plaies en travers que Dupuytren employait toujours, est encore en usage, surtout lorsqu'on le rend inamovible.

(1) Benjamin Bell, Cours complet de chir. par Bosquillon, Paris, 1796.
(2) Heister (L.), Instit. de chir. par Paul Avignon, 1770.

En effet, ce qui rend les bandages extemporanés défectueux, c'est surtout qu'au bout de très-peu de temps les bandes se dessèchent, et ne remplissent plus le but qu'on se propose.

Cet inconvénient a suscité la création d'un nombre très-considérable d'appareils et de bandages mécaniques, destinés à maintenir l'immobilité complète de la fracture, sans être susceptibles de se déranger.

Afin de pouvoir apprécier leur valeur, il est nécessaire de les soumettre à un classement. Nous reproduisons le tableau qu'en a dressé M. Béranger-Féraud (1), d'après la classification de Malgaigne, en y ajoutant les appareils nouveaux qui ne s'y trouvent pas désignés.

IMMOBILISATION INDIRECTE.

PRESSION CIRCULAIRE.

    Bandage d'Albucasis.
        — de Guy de Chauliac.
        — Jean de Vigo.
        — Bassuel.
        — Purmann.
        — Meïbom.
        — Kaltschmidt.

PRESSION PARALLÈLE.

    Bandage de Muschenbroëck.
        — Solingen.
        — Blein.
        — Arnaud.
        — Bücking.
        — Evers.
        — Böttcher.
        — Aitken.
        — Lampe.
        — Graefe.
        — Morgridge.
        — Mayor.

(1) Béranger-Féraud, Rev. de thérap. médico-chir., 1868, p. 481.

Bandage de Le Maux.
—   Baudens.
—   Fontan (de Chazelles).
—   Marchand (de Charenton).
—   Lonsdale.
—   U. Trélat.
—   Verneuil.

Pression concentrique.

Bandage de Lavauguyon.
—   J.-L. Petit.
—   Ravaton.
—   Allouel.
—   Boyer.
—   Buirez.
—   Assalini.
—   Alkock.
—   Velpeau.
—   Gama.
—   Fontan.
—   Morel-Lavallée.
—   Damideaux (de St-Martin d'Ablois).
—   Laugier.
—   Wood.
—   Dieffenbach.

Agissant sur le fragment supérieur seulement.

Bandage de Pott.
—   B. Bell.
—   Böttcher.
—   A. Cooper.
—   Amesbury.

IMMOBILISATION DIRECTE.

Griffes.

Bandage de Malgaigne.
—   Valette (de Lyon).

Suture.

Bandage de Rigaud.
—   Bonnet.
—   Bérenger-Féraud.
—   Dieffenbach.
     — Cooper (de San-Franciso)

c

Comme on le voit dans ce tableau, les appareils sont divisés en appareils d'*immobilisation indirecte* et appareils d'*immobilisation directe*.

Les premiers comprennent :

Les appareils à pression circulaire, les appareils à pression parallèle, les appareils à pression concentrique, les appareils qui agissent sur le fragment supérieur seulement.

Les appareils à pression circulaire sont aujourd'hui complétement abandonnés par les chirurgiens. Ils ne présentent pas, en effet, une exactitude suffisante d'application et ne maintiennent pas la coaptation des fragments avec assez de puissance. Voici succinctement l'énoncé de quelques-uns de ces appareils : Albucasis emprisonnait la rotule dans une attelle perforée au centre et fixée au membre par des tours de bande : cet appareil fut modifié par Guy de Chauliac, Jean de Vigo, Bassuel qui remplaça l'attelle de bois par un morceau de cuir fort, perforé pour recevoir la rotule; Purmann qui entourait les fragments d'un cercle de fils de fer tordus et enveloppés de cuir; Meïbom qui coiffait la rotule fracturée d'un petit chapeau taillé sur la rotule saine; Kaltschmidt qui employait un appareil en bois très-analogue au précédent.

Tous ces appareils sont maintenant inusités.

Ceux qui agissent par des pressions parallèles sont beaucoup plus nombreux. Nous ne rappellerons que les plus importants et les plus nouveaux.

Le premier en date est celui de Muschenbroëck : tous les autres semblent en dériver. Voici la description de

cet appareil odifié mpar Arnaud (1) : une gouttière métallique, placée sous le jarret, présente une série de
trous percés sur ses bords : deux autres pièces métal-
liques, sus et sous-rotuliennes sont rapprochées l'une
de l'autre et fixées au moyen de vis, à la gouttière inférieure. Toutes ces pièces sont soigneusement matelassées.
En se rapprochant, les pièces rotuliennes maintiennent
exactement la coaptation des fragments.

Viennent ensuite Bücking, Evers, Bottcher, Aitken,
Lampe, Graefe (2), Morgridge (3), qui modifièrent l'appareil de Muschenbroeck. Les changements que ces auteurs lui ont fait subir portent sur la nature de la matière
employée pour la gouttière, ou les pièces rotuliennes ;
sur la manière de fixer ces pièces à la gouttière.

Mayor (4) rapproche les fragments au moyen de compresses épaisses placées au-dessus et au-dessous d'eux
et maintenues par des mouchoirs ployés en cravates,
qui viennent se fixer à une attelle droite ou articulée,
dont l'extrémité inférieure est fortement élevée au
moyen de la suspension hyponarthécique.

Le D^r Le Maux (5) a présenté à l'Académie de médecine
un malade qui avait été guéri en quatre semaines au
moyen de l'appareil suivant : une plaque métallique en
forme de gouttière est destinée à être placée sous le
jarret. Deux autres plaques qui ont chacune un bord
concave correspondant aux parties supérieures et infé-

(1) Garengeot, Nouveau traité des instruments de chirurgie, 1725; La
Haye, t. II, p. 256.
(2) Richter (Aug.-G.), Chirurgische Bibliotheck; Gottingen, 1772-96.
(3) Amsbury, Syllabus of Lectures on the Nature and Treatment of
Fractures; London, 1827.
(4) Mayor, la chirurgie simplifiée, Paris, 1841.
(5) Abeille médicale, 1848, n° 4, p. 83.

rieures de la rotule sont destinées à recevoir, dans l'ouverture ellipsoïde qu'elles laissent entre elles, les deux
fragments de l'os qui s'y trouve comme enchâssé. Il
existe des mortaises, servant à donner passage à des
lanières en coutil qui fixent solidement l'appareil.

Baudens (1) employait un appareil qui se compose
d'une petite boîte ouverte à ses deux extrémités dont les
faces latérales sont percées de trous et dans laquelle on
place le genou. Les fragments sont maintenus par des
bandes passant au-dessus de compresses épaisses placées
aux extrémités des fragments. Les deux chefs des bandes
sont dirigés, les supérieurs en bas, les inférieurs en
haut : mais les premiers sont réfléchis à travers les
trous dont sont percées les faces latérales de la boîte,
de telle sorte que les quatre chefs sont à la partie supérieure de la boîte et peuvent être facilement serrés à
volonté. Pour cela, il suffit de les nouer ensemble et de
les faire glisser sur les deux extrémités pelviennes des
faces latérales, qui sont arrondies de manière à présenter une longueur plus grande en bas qu'en haut.

M. Fontan (2) a imaginé un appareil se composant
de deux circulaires sus et sous-rotuliens, embrassant
dans leurs anses une planchette sous-poplitée. Ces circulaires sont approchées par des liens latéraux.

Le Dr Marchand (de Charenton), a présenté à l'Académie (3) un appareil dont il s'est servi plusieurs fois
avec beaucoup de succès. Il se compose : d'une gout-

____

(1) Baudens, Comptes-Rendus de l'Acad. des Sc., 1854, t. XXXIV,
p. 270 et t. XL, p. 112.

(2) Fontan (de Chazelles), Bull. général de thérapeutique, 1855,
t. XLVIII, p. 270.

(3) Académie de médecine, séance du 17 mars 1863, Gazette des hôpitaux, 1863, n° 33, p. 132.

tière en fil de fer contenant la cuisse et la jambé:
munie d'une semelle pour fixer le pied, d'un lien solide, formé d'un ruban de fil croisé, qui passe sur l'extrémité inférieure de la cuisse juste au-dessus du fragment supérieur coapté, va à droite et à gauche, passe
au-dessous du second fil de fer longitudinal de la
gouttière, puis au-dessus, et se boucle avec celui du
côté opposé ; on le serre de manière que le fragment
supérieur ne puisse glisser entre le lien et la surface de
la partie inférieure du fémur. Le fragment inférieur est
maintenu par un lien qui passe au-dessous de lui, va
se réfléchir sous le deuxième rang des fils longitudinaux de la gouttière et vient se boucler en avant. Le
rapprochement est fait par deux liens longitudinaux
écartés de 4 à 5 cent., qui sont fixés au lien transversal supérieur, vont se réfléchir sur deux passants
fixés au lien transversal inférieur et viennent se boucler au niveau du lien supérieur. M. Marchand ajoute
habituellement une lanière transversale, qui se réflé-
chit sur les bords de la gouttière et qui passe deux fois
au-devant de la rotule. Elle a pour but de s'opposer au
renversement des fragments et égalise la compression.
On a préalablement recouvert la rotule d'une plaque
de ouate de même largeur qu'elle. Cette pièce peut être
enlevée lorsqu'on veut examiner la fracture.

Lonsdale (1) se sert d'un appareil qui se compose de
de deux plaques de métal rembourrées, disposées en
forme de fer à cheval et légèrement concaves en dessous, afin de s'adapter exactement à la configuration
des bords de la rotule et de la surface du membre. Ces

(1) Lonsdale dans Holmes, A. System of Surgery ; London, 1864, t, II,
p. 624.

deux plaques sont fixées à des supports de fer, qui glissent dans le sens latéral sur deux barres transversales, disposées elles-mêmes de façon à se mouvoir de haut en bas sur deux tiges verticales placées de chaque côté du genou et rivées à une attelle postérieure. Les douilles des supports et des tiges horizontales sont munies de vis de pression qui permettent de fixer ces parties dans la position voulue. De cet arrangement résulte la possibilité de communiquer aux plaques un double mouvement, l'un dans le sens vertical, l'autre horizontal. Le premier permet de mettre les plaques en rapport avec les fragments; le second opère le rapprochement.

M. U. Trélat (1) a modifié de la manière suivante l'emploi de la griffe de Malgaigne : lorsque le gonflement inflammatoire a disparu, on applique sur chacun des fragments une plaque de gutta-percha longue de 12 cent., qu'on moule très-exactement en la ramollissant dans l'eau chaude. Le moulage terminé et les plaques durcies, en les plongeant dans de l'eau très-froide, on les maintient en position par une bandelette de diachylon placée à l'extrémité la plus éloignée du genou. Puis, on opère le rapprochement des plaques et des fragments qu'elles embrassent de la manière la plus étroite à l'aide de la griffe de Malgaigne. La vis porte ce rapprochement au degré qu'on veut. Le membre est ensuite maintenu dans une gouttière inclinée à 45° environ.

M. le professeur Verneuil (2) a simplifié l'appareil de

(1) Société de chirurgie, séance du 29 oct. 1862, Gaz. des Hôp., 1862, n° 131, p. 524.
(2) Observation XXVI.

M. Trélat : il supprime les griffes et rapproche les plaques de gutta-percha au moyen de liens, qui se fixent au bord rotulien de chacune d'elles, et qui peuvent se serrer plus ou moins suivant les indications. Tous les quatre ou cinq jours, il faut resserrer les liens qui se sont relâchés.

Les appareils dont le mode d'action est concentrique, c'est-à-dire qui pressent non-seulement sur les extrémités des fragments, mais aussi sur leurs parties latérales étaient employés déjà par les anciens chirurgiens.

Le plus ancien bandage de la fracture de la rotule, le kiastre, agit de cette manière sur les fragments. Le kiastre, tel que le décrit Lavauguyon, est un huit de chiffre exécuté avec une bande à deux globes. On peut le faire aussi avec une bande roulée à un seul globe, dont les tours se croisent en X dans le creux du jarret et dont les anneaux embrassent successivement le fragment supérieur et le fragment inférieur de la rotule.

Jean-Louis Petit (1) y ajoutait des rouleaux de linge, des emplâtres taillés en croissant, placés au-dessus et au-dessous de la rotule, afin d'agir plus puissamment sur les fragments.

Nous avons vu que Desault y joignait un bandage roulé depuis le talon jusqu'au pli de l'aine, un bandage unissant des plaies en travers, une attelle postérieure.

Tous ces moyens, destinés à consolider le bandage, n'empêchant pas les bandes de se relâcher, les chirurgiens cherchèrent des appareils plus solides.

(2) J.-L. Petit, Maladie des os, t. II, de la fracture de la rotule.

Ravaton, Allouel, Boyer, Buirez, Assalini, inventè-
rent des appareils qui peuvent tous se rattacher à celui
de Boyer (1). Celui-ci se compose d'une gouttière s'é-
tendant depuis la partie moyenne de la cuisse jusqu'au
tiers inférieur de la jambe, et présentant sur ses deux
faces externes et près des bords une rangée de clous
sur lesquels sont fixées deux courroies, dont l'une,
placée au-dessus du fragment inférieur, vient s'attacher à un clou, situé au-dessous du niveau de la fracture; l'autre courroie se trouve au-dessous du fragment
inférieur, et vient se fixer aux clous placés au-dessus du
niveau. La partie moyenne de ces courroies est doublée
d'un épais cylindre de peau de daim, rembourré avec
du crin. Voici le mécanisme de cet appareil : en serrant
la courroie supérieure, on amène en bas le fragment
supérieur; en serrant au contraire la courroie inférieure, le fragment inférieur est porté en haut. Des
trous assez rapprochés les uns des autres permettent
de serrer les courroies à volonté : des lacs sont disposés
sur toute la longueur de la gouttière afin d'y maintenir
le membre solidement fixé.

Velpeau (2) reprit le bandage en huit de chiffre, mais
en le solidifiant au moyen de la dextrine. Le membre
placé dans une extension modérée, et les deux fragments rapprochés autant que possible, on commence
par envelopper le genou d'un linge fin et sec; après
quoi on dispose en travers au-dessus et au-dessous de la
rotule, des compresses graduées, que l'on maintient
à l'aide de tours de bandes passées obliquement sous le
jarret. Cela fait, on applique un premier plan de ban-

(1) Boyer, Traité des maladies chirurg. ; Paris, 1822, 3ᵉ édit., p. 349.
(2) Velpeau, Nouveaux élém. de méd. opératoire, 2ᵉ édit.; Paris, 1839.

dage roulé, imbibé de dextrine et s'étendant depuis le pied jusqu'au pli de l'aine. Vient ensuite une plaque de carton mouillé disposé sous le membre, de la fesse au talon ; et l'on termine par un deuxième et un troisième plan de bandage roulé. Une attelle en bois est temporairement appliquée sous le membre, jusqu'à la dessiccation du bandage.

Alkock (1), en Angleterre, M. Gama (2), en France, appliquent aussi le huit de chiffre, mais en employant de longues bandelettes de sparadrap qui adhèrent aux compresses graduées ainsi qu'à la peau, et ne se desserrent pas.

Fontan (3) a proposé un second appareil qui agit par pression concentrique. Il se compose de deux cadres en bois verticaux, reliés entre eux par une traverse horizontale, dans le milieu de laquelle se trouve un trou pour recevoir une vis en bois. Celle-ci est prolongée par une forte tige de fer qui vient soutenir un croissant qui maintient le fragment supérieur. Le croissant sous-rotulien est maintenu de la même manière. Ils peuvent être rapprochés l'un de l'autre, en serrant ou en desserrant la vis. Pour empêcher les croissants de glisser, ils sont fixés au bord de la planche qui supporte les cadres, par des courroies qui partent de leurs extrémités.

Morel-Lavallée, appliquant à la fracture de la rotule les bandes en tissus élastiques (4), se servait de l'appareil suivant : une gouttière en fil de fer bien garnie, pré-

(1) Alkock, practical obs. ou fract. of the patella, dans London médical repository, 1824, t. I, p. 496.

(2) Gama, cité par Malgaigne, Traité des fractures et luxations, t. I, p. 764.

(3) Fontan (de Chazelles), Bull. de thérap., 1855, t. XLVIII, p. 270.

(4) Clipet, Bull. de thérap., 1860, t. LIX, p. 402.

sente au niveau des limites supérieures et inférieures
de la rotule, deux ouvertures par lesquelles on fait
passer les liens qui servent à fixer les fragments; de
telle sorte que leur partie moyenne se trouvera prendre
un point d'appui solide contre la face postérieure de la
gouttière sur laquelle ils se croiseront obliquement. Ces
liens, en tissus élastiques, en tout semblables à celui
dont on se sert dans la fabrication des bretelles, ont
6 centimètres de largeur, et sont assez longs pour se
croiser derrière la gouttière, et être ramenés en avant,
où ils se fixent à l'aide d'une boucle qui termine un des
chefs libres. Les fragments étant rapprochés, on dispose les liens au niveau de ceux-ci, de telle sorte qu'ils
se croisent en diagonale, ou tout au moins d'une manière très-oblique. Cette disposition est très-importante,
et sert à éviter les déplacements des fragments : ceux-
ci restent en contact dans toute leur étendue, et non
pas seulement par une petite portion de leur partie profonde, à cause de l'élasticité des liens, qui se croisent
sur les fragments en même temps que sur le bord supérieur et sur le sommet de la rotule. A l'aide d'une
mince couche de ouate, on protége les parties molles
au-dessous des liens. Si les fragments ont de la tendance à s'écarter, à l'aide de bandes étroites qu'on dispose perpendiculairement aux liens, et qu'on fixe sur
eux à l'aide d'une épingle, on tient ces derniers rapprochés. La gouttière est maintenue relevée du côté du
pied sur des coussins (1).

M. Damideaux (de Saint-Martin-d'Ablois) (2) a fait
usage d'un appareil construit de la manière suivante :

(1) Bosia, Gaz. des hôp., 1860, n° 104, p. 413.
(2) Damideaux, Gaz. des hôp., 1860, n° 124, p. 482.

le pied et la cuisse sont maintenus dans une gouttière
en bois, relevée sur des coussins, de manière que le
pied est à une hauteur de 50 centimètres environ plus
élevé que le bassin. Un bandage, roulé sur toute l'é-
tendue du membre, fixe un appareil de réunion des
plaies en travers. Sur les côtés du genou, quatre lanières de cuir attachées à la gouttière se dirigent de
haut en bas, et de dedans en dehors, et *vice versa*, de
manière à maintenir dans leur intervalle les fragments
de la rotule, pour les empêcher d'obéir aux tractions
musculaires,

M. le professeur Laugier (1) a modifié l'appareil de
Boyer. Au lieu de gouttière, il emploie une planche
bien garnie et assez large pour que les lacs contentifs
soient maintenus à une certaine distance des parties
latérales du membre. Cette planche est munie, au niveau du jarret, de deux traverses de bois servant de
points d'arrêt aux lacs, qui se composent de deux
bandes en caoutchouc. Les deux fragments rotuliens
sont rapprochés et recouverts par deux plaques de
gutta-percha, soigneusement moulées et maintenues
par les bandes qui s'entre-croisent de chaque côté du
genou.

Vood (2) remplace la planche de l'appareil précédent
par une attelle métallique qui porte quatre crochets
pour servir à attacher des bandes de caoutchouc.

Dieffenbach (3), dans un cas de fracture ancienne,
consolidée avec un cal fibreux très-long, pratiqua la sec-

(1) Gaujot, Arsenal de chirurgie, t. I, p. 246.
(2) Druit, The Surgeon's vade-mecum; London, 1865, no 285.
(3) Dieffenbach, Casper's Wochenschrift, no 40 et Arch. de méd.,
1843, 4e série, t. II, p. 230.

.tion sous-cutanée du ligament rotulien et du tendon du droit antérieur, à 3 pouces au-dessus de la rotule, pour éviter la synoviale. Il appliqua ensuite un appareil semblable à celui d'Ast Cooper, se composant de deux bracelets en cuir placés au-dessus et au-dessous de la rotule, et rapprochés par deux petites courroies latérales.

La quatrième classe d'appareils comprend ceux qui n'agissent que sur le fragment supérieur. Pott, le premier, se contenta de maintenir le fragment supérieur, au moyen d'une compresse appliquée au-dessus de lui, et fixée par des tours de bande. Il croyait le fragment inférieur immobile, et jugeait inutile de le maintenir par un bandage. Cette idée a été adoptée par Böttcher, B. Bell, Astley Cooper, Amesbury, etc. B. Bell maintenait un peu le fragment inférieur au moyen d'une jarretière, mais il agissait surtout sur le fragment supérieur, qu'il attirait en bas au moyen d'une courroie antérieure venant se fixer à une pantoufle. Böttcher remplaça la pantoufle par une sorte d'étrier formé par la courroie antérieure. Astley Cooper n'employait quelquefois qu'un bracelet de cuivre sus-rotulien attiré en bas par une courroie qui passe sous la plante du pied. Tous ces appareils étant insuffisants, et ne s'opposant pas au renversement du fragment inférieur et à la rétraction du ligament rotulien, nous ne nous en occuperons pas davantage.

Nous venons de passer en revue les appareils d'immobilisation indirecte; il nous reste à parler des appareils d'immobilisation directe, qui comprennent les griffes et la suture.

Malgaigne (1) ayant observé que les meilleurs appareils d'immobilisation indirecte n'étaient pas à l'abri de reproches, et donnaient en général d'assez mauvais résultats, s'efforça d'en trouver un qui ne présentât pas les mêmes inconvénients : il proposa donc l'emploi de deux plaques d'acier pouvant se mouvoir l'une sur l'autre au moyen d'une vis de rappel, et se terminant chacune par deux griffes aiguës. Chaque paire de griffes est recourbée, de telle sorte que les pointes se regardent. Les deux crochets de la plaque inférieure, écartés de 1 centimètre seulement, sont destinés à s'implanter sur le sommet de la rotule, de manière que la pointe de cet os soit logée dans leur intervalle. Ceux de la plaque supérieure, qui doivent s'appuyer sur la base de la rotule, sont écartés du double : le crochet interne est plus long que l'autre de 5 à 6 millimètres, pour s'accommoder à l'obliquité de cette partie de l'os. On fait pénétrer les crochets au-dessus et au-dessous des fragments. Les crochets inférieurs doivent être placés les premiers : ils s'enfoncent tout à fait au-dessous du rebord de la rotule, qu'ils peuvent embrasser, ce qui les rend très-solides. Les crochets supérieurs ne trouvent pas des points d'appui aussi fermes; ils s'arrêtent sur la base de la rotule qui présente une surface déclive. Il faut donc les faire pénétrer le plus profondément possible dans le tendon du triceps, sans crainte de le traverser, ce que des expériences nombreuses, faites par Malgaigne, ont démontré impossible. Les quatre crochets placés, on rapproche les deux plaques au moyen de la vis.

(1) Malgaigne, Traité des fractures et des luxations; Paris, 1847, t. I, p. 771.

M. Valette (de Lyon) (1) chercha à remédier aux défauts qu'on a reprochés aux griffes de Malgaigne. Il imagina un appareil qui se compose d'une gouttière en fil de fer bien matelassée, et dans laquelle le membre inférieur est immobilisé au moyen de quatre courroies. Cette gouttière porte de chaque côté, au niveau du genou, deux lames de fer qu'on peut élever ou abaisser à volonté au moyen d'un écrou à pontet. On attend que le gonflement du genou ait disparu, puis on applique les fourchettes qui maintiennent le contact des fragments. Ces fourchettes sont courtes, fortes ; leur manche, long de 12 centimètres environ, présente un pas de vis sur lequel peut courir un écrou à pontet. Une clef sert à faire avancer ou reculer le pas de vis du manche des fourchettes. Celui-ci est maintenu par une branche transversale que l'on fixe aux lames verticales. On applique d'abord la fourchette inférieure, puis on la fixe dans la position la plus convenable. On agit de même pour la fourchette supérieure. On peut les rapprocher l'une de l'autre, sans déranger l'appareil, en donnant quelques tours de vis de l'écrou à pontet.

M. Rigaud (de Strasbourg) (2) reconnut la difficulté qu'on éprouve à enfoncer les griffes de Malgaigne dans les tissus. Il proposa alors d'agir directement sur l'os lui-même, en implantant dans les fragments deux vis qu'il rapproche à l'aide d'un lien ou d'un arc métallique.

Bonnet (de Lyon) (3) maintenait perpendiculaires les

(1) Gaujot, Arsenal de chirurgie, t. I, p. 254.

(2) Rigaud, Compte-Rendu de la Société de médecine de Strasbourg, décembre 1849.

(3) A. Bonnet, Revue médico-chirurgicale, 1851, t. X, p. 539.

deux vis de Rigaud, au moyen de deux petites plaques d'acier serrant les extrémités des vis qui sont taillées en forme quadrangulaire, et réunies par deux vis de pression.

M. Béranger-Féraud (1) a modifié l'appareil de M. Rigaud d'une manière plus simple que Bonnet : il place entre les vis de Rigaud un petit coin de bois ou de liége, et il fixe le tout au moyen de gutta-percha, dont on entoure l'extrémité des vis. A défaut de gutta-percha on peut se servir de plâtre, de cire, de dextrine, d'amidon, etc.

Dieffenbach (2), appliquant à la rotule ses idées sur le traitement des pseudarthroses, a adressé à l'appareil de M. Rigaud et de Bonnet les observations suivantes : « Quand on veut réunir une pseudarthrose de la rotule, la vrille doit être moitié plus mince qu'il n'a été dit; les trous ne doivent pas traverser toute l'épaisseur de l'os, et les chevilles doivent être rattachées et attirées l'une vers l'autre à l'aide de fils entortillés. »

Ce procédé doit être plus infidèle que celui de M. Rigaud, car une vrille mince faite d'ivoire doit s'ébranler plus facilement qu'une vis d'acier dont le pas est grand et les arêtes saillantes.

A. Cooper (de San-Francisco) (3) va plus loin que les chirurgiens que nous venons citer. Il propose d'appliquer aux os la suture métallique; pour cela, il pratique au devant de la rotule une incision longitudinale assez longue pour que, les fragments étant à découvert, on puisse

(1) Bérenger-Féraud, Revue médico-chirurgicale, 1868, n° 19, p. 511.
(2) Dieffenbach, Casper's Wochenschrift, nov. 1846, Revue médico-chirurgicale, t. III, p. 301.
(3) A. Cooper, San-Francisco médical Press, et Gazette hebdomadaire, 1861, p. 517.

percer obliquement chaque fragment dans son épaisseur sans pénétrer dans l'articulation. On fait ensuite passer par les trous ainsi faits un fil d'argent, dont on tord les extrémités ensemble, jusqu'à ce que le contact des fragments soit complet. La plaie se cicatrise par suppuration. Ce procédé, que l'auteur a employé avec succès, expose à de graves accidents, qui ne sont pas compensés par l'exactitude de la réunion des fragments.

Malgré le nombre et la diversité des appareils de contention employés pour la fracture de la rotule, quelques chirurgiens trouvèrent que les inconvénients que présentait leur usage n'étaient pas compensés par les avantages qu'on pouvait en tirer. Le plus grave défaut qu'on reproche à ces appareils, c'est d'exiger l'immobilité du membre, qui entraine à sa suite la raideur articulaire, plus préjudiciable encore à ses fonctions qu'une consolidation fibreuse ou même un manque de réunion de la fracture.

Aussi plusieurs chirurgiens s'empressèrent-ils de faire quitter l'appareil le plus tôt possible, et même quelques-uns s'en passèrent-ils.

C'est ainsi que Warner (1) maintint d'abord les fragments à l'aide d'un bandage; puis, quelques jours après, il commença à mouvoir le genou jusqu'à la guérison, qu'il jugeait complète au bout de six semaines.

Camper (2) faisait lever ses malades au bout de huit ou dix jours, pendant lesquels ils avaient porté un bandage.

Flajani (3) n'employait que la position et les fomen-

(1) Warner, Obs. de chirurg., trad. franç., 1754, p. 159.
(2) Camper, Dissert. de fract. patellæ et olécrani Hagæ Com., 1789.
(3) Flajani, Nuovo methodo di medicare alcune malattie, etc.; Roma, 1786.

tations résolutives ; puis il engageait le malade à s'exercer à plier le genou, et enfin il le faisait marcher. Dans
ses observations, le moment de la possibilité de la
marche varie entre le neuvième et le soixante-quatrième
jour.

Sabatier (1), découragé par les mauvais résultats que
lui donnaient les appareils, se décida à ne plus en appliquer.

Bromfeild raconte qu'un chirurgien de Londres, en-
nemi de la réunion, renversa d'un coup de pied une des
béquilles sur laquelle s'appuyait un malade, et obtint,
par la chute de ce dernier, tout le résultat qu'il en at-
tendait.

Sans aller aussi loin, Velpeau avait, dès 1832, re-
connu la rigidité que laisse au genou l'usage des appareils contentifs ; aussi faisait-il grâce de tout appareil
gênant et faisait-il marcher le blessé dès le vingt-cin-
quième jour.

M. le professeur Nélaton n'hésita pas à supprimer les
courroies de l'appareil de Boyer pour éviter le mouvement de bascule des fragments, que Malgaigne, avec
tant de raison, reprochait aux appareils à pression parallèle.

B.-J. Béraud (2) partageait cette manière de voir.
Voici le traitement qu'il avait adopté : « Pendant les
quinze premiers jours, dit-il, je maintiens le membre
dans une gouttière..... A mesure que l'épanchement
diminue, je rapproche avec les mains les deux fragments..... Je maintiens ainsi pendant quelques instants

(1) Sabatier, Mém. sur les frac. en travers de la rotule, Mém. de
l'Académie des Sciences, 1786.
(2) Atlas d'Anatomie chirurgicale topographique ; Paris, 1864, région
du genou, pl. XCV.

(une ou deux minutes) les fragments en contact. Le lendemain, ils se sont éloignés, mais ils n'ont pas repris la place de la veille. Je renouvelle tous les jours la même manœuvre, et j'arrive au quinzième jour à avoir mis en contact parfait et permanent les deux fragments. C'est alors que l'épanchement, qui est surtout la cause de l'écartement, a disparu, et que je place l'appareil dextriné. »

. Jarjavay (1) était arrivé à ne plus traiter les fractures de la rotule que par la position seule ; il faisait simplement garder le lit au malade, en plaçant le membre sur un plan incliné, composé d'oreillers, avec la déclivité dirigée vers le bassin, et le maintenait dans cette position au moyen d'une bande autour du pied.

. M. Dolbeau (2), dans un cas de fracture transversale avec écartement de quatre travers de doigt, employa l'appareil de suspension épinarthécique, de N.-R. Smith (de Maryland) (3). Cet appareil se compose d'une attelle antérieure droite faite d'un seul fil de fer replié et qui ne touche pas le membre, qui est suspendu au-dessous d'elle par des bandes. Elle est recourbée au niveau du cou-de-pied et au pli de l'aine, où on la fixe au bassin. L'attelle étant soulevée par une poulie, le membre se trouve supporté comme dans un hamac. Pour maintenir plus exactement l'extension de la jambe, le point d'appui de la poulie doit être placé le plus près possible de la tête du lit. Après un mois et quatre jours d'application de cet appareil, on ne trouva plus qu'un écartement linéaire.

(1) Gaz. des Hôp., 1867, n° 101, p. 402.
(2) Devignevielle, de l'Epinarthécie, thèse de Paris, 1867, etc.
(3) Bull. de la Soc. de chir. 2° série, p. 26, 1865, t. V, p. 298.

Beaucoup de chirurgiens cherchent à concilier les deux méthodes de traitement, c'est-à-dire qu'ils s'efforcent d'obtenir une consolidation osseuse, tout en évitant la raideur articulaire.

Pour cela, ils impriment au genou des mouvements de flexion et d'extension, lorsque l'appareil est resté quelque temps appliqué.

Déjà Solingen, d'après Camper, suivait cette méthode.

Bromfeild n'appliquait l'appareil que lorsque l'inflammation avait disparu, et ne fléchissait le membre qu'après la troisième semaine.

B. Bell plaçait de suite l'appareil, le levait au bout de quatorze ou quinze jours, pour faire mouvoir le membre, replaçait l'appareil, puis l'enlevait de nouveau pour faire exécuter des mouvements qu'il recommençait tous les deux ou trois jours.

Ravaton (1) laissait l'appareil vingt-cinq jours, puis il faisait mouvoir le genou, en maintenant les fragments avec les doigts, replaçait l'appareil et recommençait ses manœuvres tous les cinq jours jusqu'au moment où il retirait définitivement l'appareil, c'est-à-dire au bout de deux mois.

Malgaigne (2) donne pour précepte qu'il ne faut appliquer l'appareil qu'après l'inflammation passée, en l'ôtant, selon le besoin, du trente-cinquième au quarantième jour. En suivant cette règle, il a toujours vu la raideur se dissiper facilement et en peu de temps.

Parmi tous les appareils que nous venons de passer en revue, il en est qu'on doit rejeter et d'autres qui

(1) Ravaton, chirurgie d'armée, Paris, 1768.
(2) Malgaigne, de quelques dangers du traitement général adopté pour les fractures de la rotule, Journ. de chirurg., 1843, p. 201 et 236

méritent d'être employés, suivant la nature de la fracture.

Il est, en effet, tout une classe de fractures de la rotule qui n'exigent pour leur consolidation que la position seule : ce sont les fractures sans déplacement, ou dont le déplacement cesse avec l'extension de la jambe.

C'est à des cas semblables que sont applicables les méthodes de Velpeau, Béraud, Jarjavay, de MM. Nélaton et Dolbeau.

C'est à des fractures sans tendance au déplacement qu'on doit rattacher les succès obtenus avec des appareils très-défectueux, auxquels leurs inventeurs attribuaient tout le mérite de la guérison.

Il faut donc bien s'assurer, lorsqu'on a réduit la fracture et placé le membre dans l'extension, que l'écartement des fragments se reproduit d'une manière notable, avant de songer à appliquer un appareil de contention.

Nous avons déjà considéré comme insuffisants tous les appareils à pression circulaire, ainsi que ceux qui n'agissent que sur le fragment supérieur; il nous reste à examiner les appareils qui agissent par pression parallèle et concentrique et les appareils d'immobilisation directe.

Les appareils à pression parallèle des anciens auteurs sont complétement tombés en désuétude. On n'a conservé que le bandage unissant des plaies en travers, qui sera très-utile lorsqu'on le construira avec des bandelettes agglutinatives, ou lorsqu'on le rendra inamovible au moyen du silicate de potasse, de la dextrine, ou à leur défaut avec du plâtre, du stuc, ou de l'amidon, etc. L'appareil de Lonsdale est inusité en France. Celui de

M. Fontan maintient les fragments d'une manière puissante, mais il est assez compliqué et ne se construit pas aussi facilement que celui de M. Marchand, qui remplit les mêmes conditions, et qui, de plus, s'oppose au mouvement de renversement des fragments. C'est ce dernier appareil, que M. Laborie employa pour traiter M. G..., acteur bien connu, qui s'était fracturé la rotule en remplissant un rôle au théâtre des Variétés. Quelques années auparavant, cet artiste s'était déjà rompu la rotule du côté opposé, et le traitement de sa nouvelle fracture fut de trente jours moins long que celui de la précédente.

L'appareil de M. Trélat convient dans les fractures avec les écartements les plus considérables et les plus rebelles.

M. Verneuil l'a rendu facile à construire, en substituant aux griffes, des liens qui remplissent le même but.

Parmi les appareils à pression concentrique, nous remarquerons que l'appareil de Velpeau n'est que le bandage unissant des plaies en travers, rendu inamovible.

L'ancien appareil de Boyer, que M. Laugier a si heureusement amélioré, doit être considéré comme très-puissant. Il en est de même de celui de Morel Lavallée. Ces deux appareils ne permettent pas la bascule des fragments. Si on n'obtient pas la contention des fragments par ces différents appareils, il faudra recourir à l'immobilisation immédiate et en première ligne, aux griffes de Malgaigne, moyen très-puissant et sans danger. L'appareil de M. Valette est excellent, mais il est plus compliqué et plus difficile à se procurer que les griffes. Celles-ci sont sujettes à glisser, et dans quelques cas on sera obligé d'avoir recours aux vis implantées directement dans les fragments, suivant les procédés de Rigaud, de Bonnet, et mieux de Bérenger-Féraud. On doit rejeter les vis d'ivoire de Dieffenbach, qui ne présentent pas de solidité.

La suture des fragments, proposée par A. Cooper (de San-Francisco), n'est applicable que dans certains cas de fracture avec plaie, et lorsqu'on voudra tenter la réunion immédiate; on coupera alors les fils de la suture au ras du nœud, et on essayera la réunion par première intention.

Les fractures verticales de la rotule présentent quelquefois un écartement auquel Astley Cooper avait voulu s'opposer au moyen de deux coussins placés sur les côtés de la rotule et rapprochés par une genouillère lacée. Malgaigne a proposé le moyen plus simple qui consiste à placer deux compresses graduées sur les côtés de l'os et à les remplacer par des bandelettes de diachylon.

Dans les fractures multiples, il faut s'occuper seulement de la fracture transversale, les autres ne causant pas de déplacement.

On voit, par ce résumé, qu'aux diverses modifications de la fracture, répondent des appareils particuliers; il faudra donc s'attacher à bien préciser la nature de la fracture, la direction des déplacements, ainsi que les complications qui peuvent survenir, pour en faire ressortir les indications qui permettent une sélection dans les moyens de traitement.

CONVALESCENCE.

Le traitement de la convalescence de la fracture de

la rotule, doit remplir les mêmes indications générales
que celui des autres fractures du membre inférieur.

Nous faisons commencer la convalescence de la fracture de la rotule, au moment où on retire les appareils,
et où on engage le malade à essayer de marcher.

Nous avons vu que ce moment varie beaucoup suivant le mode de traitement adopté, et aussi, suivant la
gravité de la fracture.

Ainsi Camper et Flajani faisaient marcher le blessé
dès le neuvième jour, et Dupuytren s'applaudissait
d'avoir fait garder les appareils jusqu'au troisième et
quatrième mois.

Le véritable début de la convalescence a lieu au moment où la fracture présente une consolidation suffisante pour permettre les essais de marche sans nuire à
la solidité du cal, c'est-à-dire vers le trentième ou le quarantième jour après l'accident. C'est, du reste, la pratique qui est suivie à l'Asile de Vincennes, ainsi qu'on
pourra le voir par les observations insérées dans ce travail.

Lorsqu'on a jugé qu'il faut enlever l'appareil, on
commencera par s'assurer que la consolidation est suffisante. On ne laissera pas le convalescent se servir immédiatement de son membre blessé ; et lorsqu'on le
fera marcher, ce sera d'abord avec l'aide de deux béquilles, puis avec un béquillon et enfin sans canne aus-
sitôt que la solidité de la jambe le permettra.

Dès que l'appareil sera supprimé, on lui fera porter
un bandage roulé légèrement compressif, qui partira
de la racine des orteils et qui couvrira le pied, la jambe
et le genou. On serrera et on fera monter de moins en
moins ce bandage, jusqu'au moment où on l'enlèvera

tout à fait. Ce moment est indiqué par la disparition presque complète de l'œdème, qui manque rarement de se produire. Si le membre présente de l'érythème, en même temps que de la desquamation épidermique, on aura soin d'empêcher l'adhérence du bandage à la peau, en recouvrant celle-ci de linge ou de papier brouillard très-légèrement graissés avec du cérat, de l'axonge, ou mieux de la glycérine.

On recommandera au convalescent de tenir sa jambe élevée, lorsqu'il restera assis ; en même temps on le fera frictionner avec des corps gras comme l'axonge, le baume Opodeldoch, ou des liquides résolutifs comme l'eau-de-vie camphrée, le vin aromatique.

L'emploi des douches froides tous les deux jours ou même tous les jours, est un puissant moyen pour dissiper cet œdème ainsi que le refroidissement du membre, qui proviennent l'un et l'autre de la difficulté qu'éprouve la circulation à se rétablir.

Il est nécessaire de pratiquer le massage et de faire exécuter des mouvements méthodiques aux articulations raidies par le repos : ces mouvements sont toujours plus ou moins douloureux, mais on les fera supporter au convalescent, si on lui a bien fait comprendre que ce n'est que par ce moyen qu'il pourra retrouver l'usage de sa jambe. Si cependant la douleur était excessive et s'accompagnait d'un mouvement inflammatoire, on prescrirait le repos, les cataplasmes narcotisés, les bains tièdes prolongés, qui calmeraient la douleur et permettraient de recourir de nouveau aux douches froides et aux manœuvres de flexion et d'extension, seuls et héroïques moyens de recouvrer la liberté articulaire.

Souvent le convalescent conserve une faiblesse extrême

du genou, résultant de ce que le cal est fibreux. Il faut alors avoir soin de maintenir les fragments rotuliens, pour éviter l'allongement du cal, au moyen d'une bande roulée en huit de chiffre autour du genou, ou au moyen de genouillères, soit en tissu élastique, soit en peau. Quelquefois même le blessé se trouve dans la nécessité de porter des appareils spéciaux, qu'on a imaginés pour remédier à l'infirmité qui provient d'un cal fibreux trop long.

Lorsque la faiblesse résulte de l'atrophie du membre, elle cède bientôt aux moyens que nous venons d'indiquer, à l'exercice modéré, au bon air et à une alimentation réparatrice.

TROISIÈME PARTIE

OBSERVATIONS.

OBSERVATION I. — Crépin (Joseph), 41 ans, conducteur de chemin de fer, venant de l'hôpital Beaujon, service de M. Jarjavay, entré à l'asile le 26 juillet 1867.

Cet homme, voulant sauter dans un wagon en marche, fit un grand effort musculaire. Mais son talon gauche s'accrocha dans une traverse de bois; le corps étant lancé en avant par l'impulsion qu'il s'était donnée, il tomba et entendit ou plutôt perçut un craquement dans le genou avant sa chute. Il voulut se relever, mais ne put se tenir sur la jambe qui ployait sous lui. Elle était en outre douloureuse au niveau du genou qui devint très-enflé. On le conduisit immédiatement à l'hôpital Beaujon, où il entra dans le service de M. Jarjavay. On lui plaça de suite la jambe dans une gouttière en fil de fer formant un double plan incliné. Le pied était fixé dans la gouttière par des tours de bande circulaires. Le genou n'était maintenu par aucun lien; on le recouvrit pendant trois ou quatre jours de cataplasmes, puis on ne fit plus aucune application. La jambe resta dans la gouttière pendant quarante-neuf jours. Le malade était resté à l'hôpital pendant cinquante-huit jours.

Le 29 juillet, cet homme entra à l'asile, présentant à la partie moyenne de la rotule gauche un écartement transversal plus considérable du côté interne, où il est de 1 centimètre et demi, que du côté externe, où il ne mesure que 1 centimètre. La fracture est transversale, simple, c'est-à-dire sans esquilles ni fragments multiples. Les deux fragments sont unis entre eux par un cal fibreux, assez résistant. On peut avec une très-grande facilité déplacer chacun des fragments isolément. Le fragment inférieur paraît avoir subi un très-léger mouvement de bascule en arrière, ce qui porte sa face antérieure un peu en haut. La rotule est parfaitement mobile sur les surfaces articulaires du fémur et du tibia. Mais le genou ne peut se fléchir que de 45 degrés. Il est le siége d'une tuméfaction énorme. Cet œdème se remarque aussi à la jambe et s'étend jusqu'au pied, malgré le soin que prend le malade de tenir tout le membre fort exactement recouvert d'une bande. La marche est difficile : le malade ne peut porter tout le poids de son corps sur la jambe; il se sert de deux béquilles.

Obs. II. — Bouton (Alfred), 45 ans, menuisier, entré à l'asile le 23 octobre 1867, venant de l'hôpital de la Charité, où il a été traité successivement par MM. Velpeau, Lefort, Gosselin. Il est resté deux mois passés à l'hôpital.

Le 13 août, cet homme fit, de la hauteur d'un étage, une chute causée par un étourdissement. Il tomba sur le pavé et eut la hanche, la cuisse et surtout le genou droit contusionnés très-fortement. et présentant un épanchement de sang très-considérable. Le genou était tellement enflé, que M. Lefort ne reconnut la fracture de la rotule que vingt jours après son entrée à l'hôpital, où il avait été transporté sans connaissance immédiatement après l'accident. On se contenta de placer la jambe dans un plan incliné d'environ 45 degrés, composé d'une boîte partant de la racine de la cuisse et allant jusqu'à l'extrémité de la jambe. On recouvrit le genou de compresses imbibées d'eau blanche. Cet appareil resta appliqué pendant cinquante jours ; puis le malade put se lever et vint à l'asile.

A son entrée à l'asile, cet homme ne peut fléchir le genou en aucune manière : le pied n'est pas enflé, mais la cuisse et le genou le sont considérablement; cependant il m'explique que le plan incliné dans lequel il n'était pas maintenu par des liens lui permettait quelques mouvements. Un mois après son entrée à l'asile, les mouvements du genou ne sont pas entièrement recouvrés, la flexion de la jambe sur la cuisse ne dépasse pas l'angle droit. Le genou est toujours le siége d'œdème et la cuisse en présente un peu. De plus, le malade ne peut étendre complétement la jambe, ce qui fait que ce membre paraît plus court que celui du côté opposé. Toutes ces raisons font que le blessé ne peut marcher sans béquilles, et s'appuie très-peu sur sa jambe droite.

La fracture est transversale, la peau un peu adhérente. Le fragment supérieur a basculé en avant, de sorte que la surface fracturée vient faire saillie sous la peau. L'écartement qui était, au dire du malade, large d'un doigt au moins au moment de l'accident, est assez faible : il mesure 1 centimètre. Il est plus considérable du côté interne qu'en dehors, et cela est bien marqué.

Hauteur de la rotule saine.... 7 centimètres.

—   fracturée. 8   —

La consolidation est bonne : on ne peut faire exécuter aucun mouvement entre les deux fragments ; le cal est fibreux et très-solide.

Obs. III. — Beauzée (Célestin), 26 ans, parqueteur, entré à l'asile le 11 novembre 1867, venant de l'hôpital Cochin, où il a été soigné par M. Sée et M. Dolbeau, et où il est resté six mois.

Cet homme glissa et tomba sur le genou gauche ; il essaya de se relever, mais il ne put le faire et tomba encore en se tordant le poignet. Le lendemain 5 mai, à l'hôpital, M. Sée ne crut pas d'abord à une fracture de la rotule, à cause d'un épanchement énorme qui avait envahi toute l'articulation : il donna un coup de trocart qui fit sortir un peu de sérosité sanglante. Le lendemain, il passa une sonde cannelée pour agrandir l'ouverture et permettre au liquide de s'écouler.

Dès le premier jour, on avait appliqué une gouttière en fil de fer, qui partait du pied et remontait jusqu'à l'aine : le genou était devenu si énorme, qu'on fut obligé de construire exprès deux gouttières plus larges. La plaie fut pansée avec de l'alcool pur et de la charpie. Il s'était écoulé deux mois depuis l'accident, et cependant on ne pouvait encore rapprocher les fragments rotuliens, la douleur s'y opposait. On eut recours alors au chloroforme pour pratiquer une large incision à la partie externe du genou et faire évacuer des quantités de pus très-considérables. A la suite de cette incision, il se produisit une fistule qui resta environ deux mois à se cicatriser. Le genou étant désenflé, on appliqua un bandage roulé depuis l'extrémité du pied jusqu'au milieu de la cuisse environ ; cependant on fut obligé de l'enlever à cause du gonflement qui reparut. On se décida à placer un tube à drainage, qui passait du côté interne du genou au côté externe en contournant la rotule. Le drain fut retiré au bout de quinze jours ; le genou était alors complétement désenflé, les plaies suppuraient très-peu.

M. Dolbeau fit appliquer un appareil inamovible au silicate de potasse, prenant depuis la plante du pied jusqu'à l'aine, appareil qui fut gardé trente-quatre jours. Cependant, au bout de ce temps, la jambe ayant été lavée dans un bain, on s'aperçut que la consolidation n'était pas complète, et on appliqua un autre appareil au silicate de potasse, qu'on enleva au bout de vingt-cinq jours. On pansa les plaies simplement au cérat et à la charpie ; puis on fit lever le blessé et marcher un peu avec des béquilles. Il fut envoyé à l'asile, où il entra le 11 novembre 1867.

Nous constatons que cet homme marche bien sans béquilles avec une canne. Mais le genou ne peut dépasser l'angle droit. La rotule gauche est fracturée en trois morceaux : il existe une fracture transversale qui la divise en deux fragments à peu près égaux ; le supérieur est lui-même fracturé en deux fragments par une fracture verticale réunie par un cal solide. Il existe un écartement entre les fragments supérieurs et l'inférieur, qui est d'un demi-centimètre. Ces fragments présentent une mobilité indépendante. Ils sont peu mobiles sur les condyles fémoraux. Le cal est fibreux, mais solide, et la peau lui est un peu adhérente.

Obs. IV. — Fournier (Léger), 46 ans, charretier, entré à l'asile le 17 mars 1868, venant de l'hôpital de la Pitié, service de M. Broca, où il est resté soixante-neuf jours.

Cet homme tomba d'une échelle, le genou gauche portant sur le bord du trottoir ; il se releva en se tenant le genou avec la main. Conduit immédiatement à l'hôpital, on le laissa vingt-huit jours dans une gouttière droite comprenant tout le membre gauche, à cause du gonflement. Le genou était recouvert de cataplasmes. On lui appliqua ensuite un appareil silicaté, qui resta trente-trois jours en place.

Après l'avoir retiré, M. Broca fut obligé de faire plier la jambe de force, car elle ne pouvait exécuter aucun mouvement. A l'entrée du blessé à l'asile, sa jambe faisait à peine un angle avec la cuisse ; maintenant, à sa sortie au bout d'un mois, il la plie presque complétement : le traitement a été : bains simples, sulfureux, douches froides et exercice forcé de la jambe. La rotule a été fracturée verticalement, et le fragment externe a été fracturé transversalement.

Le cal est très-solide, la rotule bien mobile : il existe entre les fragments externes un écartement qui peut être évalué à 1 centimètre. Il n'est pas étonnant que l'écartement existe en dehors, contrairement à ce qu'on observe habituellement, puisque le fragment interne de la rotule n'est pas fracturé. A la partie interne, la rotule est de la largeur normale. Voici ses dimensions :

<pre>
Rotule saine...... hauteur, 7 cent., largeur, 7 cent.
  —   fracturée...   —   9   —   —   8   —
</pre>

Mais il y a du gonflement de la peau prérotulienne, qui exagère un peu les mesures du côté malade. La jambe et le pied enflent aussi un peu par la marche, mais cet homme est dans un excellent état ; en nous quittant, il descend l'escalier avec facilité et ne se sert que d'une canne.

Obs. V. — Adam (Francois), 31 ans, facteur au chemin de fer, entré à l'asile le 14 mai 1868, venant de l'hôpital de Lariboisière, service de M. Verneuil, où il est resté cinquante-deux jours.

Cet homme a glissé sur la jambe droite et est tombé assis sur sa gauche, dont la rotule avait été déjà fracturée. Dans ce nouvel accident, le cal fut rompu; il entra de suite à l'hôpital, où on lui laissa pendant quinze jours la jambe dans une gouttière droite; puis on appliqua un appareil dextriné pendant quinze jours, qui prenait depuis le pied jusqu'au milieu de la cuisse.

Maintenant, le blessé marche sans béquilles et est assez solide; cependant la jambe plie un peu dans la marche. La roture malade mesure un demi-centimètre de hauteur de plus que la saine : elle est bien mobile sur les condyles du fémur; le cal est osseux, car il n'y a aucune mobilité entre les fragments. C'est à peine si on sent une légère dépression transversale, indiquant la direction de la fracture; il y a encore de l'empâtement du genou. Cependant, le malade marche mieux que lors de la première fracture, avant son second accident.

La première fracture a eu lieu le 24 janvier 1868. C'est M. Verneuil qui l'a soigné; il lui a appliqué un appareil dextriné comme la seconde fois, et cet homme l'a gardé pendant trois semaines; seulement, après la consolidation, le genou était plus rigide.

Obs. VI. — Paul (François-Antoine), 44 ans, maçon, entré à l'Asile le 16 mai 1868, venant de Saint-Antoine, service de M. Tillaux, où il est resté 63 jours.

Ce blessé fit une chute d'un échafaud de la hauteur d'un homme et le genou droit porta sur des moellons, il essaya de se tenir sur la jambe et ne put y parvenir. On le transporta immédiatement à l'hôpital Saint-Antoine, devant la grille duquel il travaillait; on lui recouvrit immédiatement le genou de cataplasmes froids. Deux jours après on voulut appliquer les griffes; mais on ne put les faire tenir, il resta huit jours avec des cataplasmes à cause du gonflement. Dès son entrée à l'hôpital, on lui avait placé la jambe dans une gouttière qui prenait le pied et montait jusqu'à l'aine. On put alors appliquer l'appareil de Trélat qu'on laissa 58 jours en place; tout le membre était suspendu sur un hamac. On lui mit ensuite un bandage roulé fait avec une bande sèche. Au moment de la fracture, il y avait trois centimètres d'écartement entre les fragments rotuliens. Nous constatons le 28 mai à l'Asile que l'écartement entre les fragments est encore de trois centimètres. Le fragment supérieur paraît avoir un peu basculé en arrière et en haut de sorte que la face antérieure de ce fragment a une tendance à devenir supérieure. Le fragment inférieur offre deux saillies supérieures venant soulever la peau et il présente sa surface de cassure en avant. Du reste, s'il existe un cal, il est fibreux et à fibres très-lâches, car les fragments ne paraissent avoir aucune solidarité entre eux lorsqu'on leur fait exécuter des mouvements. L'articulation du genou est très-peu mobile, elle ne fléchit même pas à angle droit, elle est encore œdématiée. Le malade qui marche avec un simple béquillon, lorsque le genou est entouré d'une bande, ne peut même se tenir debout sur cette jambe lorsqu'elle n'est pas soutenue par un bandage.

Obs. VII. — Miniot (Etienne), 42 ans, menuisier venant de l'hôpital Beaujon, service de M. Dolbeau, entré à l'Asile le 21 août 1868.

Le 19 avril, voulant retenir deux enfants dans une voiture qui partait subitement, il tomba sur le bord d'un trottoir. La chute fut violente ; on essaya de le faire marcher, mais il ne put y parvenir à cause de la douleur qu'il ressentait dans le genou droit. Le lendemain de l'accident on le transporta à l'hôpital, où on lui appliqua d'abord des cataplasmes de farine de lin. La jambe était soutenue et relevée par des coussins de balle d'avoine. Le genou était devenu extrêmement volumineux. On appliqua au bout de huit jours une espèce d'attelle en fil de fer qui fut placée sous la cuisse et sous la jambe ; celle-ci était à demi fléchie sur la cuisse, la cuisse était aussi à demi fléchie sur le bassin, et tout l'appareil était suspendu par des liens à la partie supérieure du lit. On le laissa ainsi pendant 46 jours, puis on posa un appareil silicaté qui fut mal appliqué et qu'on retira dans un bain. On réappliqua un autre appareil en silicate avec lequel ce malade se levait 19 jours après. Un chirurgien du bureau central vint remplacer M. Dolbeau, il fit lever l'appareil pour examiner la fracture et en fit réappliquer un autre. A son retour, M. Dolbeau fit enlever ce dernier appareil et fit poser un bandage roulé qui resta une quinzaine de jours en place, puis le blessé fut envoyé à l'Asile avec une genouillère en caoutchouc. La fracture est transversale ; elle présentait dans la flexion de la jambe 4 centimètres d'écartement entre les fragments. Actuellement, il n'y a plus que 2 centimètres sur les angles et trois à la partie moyenne. La fracture est en effet curviligne, à concavité tournée en bas. Le fragment supérieur a un peu basculé en haut et présente sa portion fracturée en avant. Le cal est fibreux et les fragments se meuvent l'un sur l'autre avec la plus grande facilité.

Mesures prises, la jambe dans l'extension complète :

Rotule saine, 5 cent. de hauteur ;
Rotule fracturée, 7 cent. de hauteur.

Les fragments rotuliens sont aussi très-mobiles sur les condyles ; on sent cependant un peu de craquement dans certains mouvements de flexion. Le pied était très-enflé à son entrée à l'Asile, mais maintenant il n'enfle que lorsque le malade a marché ou qu'il a porté une bande en huit de chiffre autour du genou. Du reste, la marche est assez facile même sans béquilles. Mais il existe une faiblesse très-marquée de cette jambe qui ne peut fléchir que très-peu sur la cuisse. Il y a cependant une très-grande amélioration sur l'état du convalescent au moment de son entrée à l'Asile, car il ne pouvait faire aucun mouvement de flexion du genou.

Obs. VIII. — Gagneux (Joseph), 33 ans, peintre en bâtiments, entré à l'Asile le 27 septembre 1868, venant de l'Hôtel-Dieu, service de M. Laugier, où il est resté 45 jours.

Le 12 août, cet homme est tombé du premier échelon d'une échelle sur le second sur lequel le genou droit a porté, et où il sentit un craquement. Entré de suite à l'hôpital, on lui plaça la jambe dans une gouttière inclinée et on fit des applications d'eau blanche sur le genou qui était très-enflé. Les fragments étaient écartés de 2 centimètres 1/2. Au bout de 43 jours on enleva la gouttière ; la rotule fut alors maintenue par une genouillère.

Le 2 novembre, veille de la sortie du malade de l'Asile, la rotule présente entre ses deux fragments un écartement de deux centimètres.

Rotule saine, 6 cent. de hauteur ;
Rotule fracturée, 8 cent. de hauteur.

Le cal est fibreux, mais très-solide ; le malade marche très-bien sans béquilles, mais il ne peut descendre les escaliers sans beaucoup de précautions. La jambe et le pied, qui étaient très-enflés dans les premiers temps de son séjour à l'Asile, sont actuellement sans œdème. Le genou est parfaitement mobile.

Obs. IX. — Devenoge (César), 23 ans, garçon d'hôtel, entré à l'Asile le 7 octobre 1868, venant de l'hôpital de la Charité où il a été soigné par M. Gosselin et M. Duplay et où il est resté 75 jours.

Le 14 juillet, cet homme fit une chute d'un premier étage et perdit connaissance ; on le conduisit trois heures après à la Charité, on lui appliqua d'abord des cataplasmes chauds à cause d'un gonflement considérable qui existait au genou. La fracture fut reconnue et l'écartement des fragments de la rotule gauche était de la largeur du petit doigt. Deux jours après son entrée, on lui mit la jambe dans une boîte en bois qui la tenait étendue et élevée; on avait maintenu les fragments rotuliens au moyen de deux bandes élastiques transversales, passant l'une au-dessus, l'autre au-dessous de la rotule. Ces bandes, quoique garnies de ouate, excorièrent la peau. M. Duplay, qui vint remplacer M. Gosselin, les fit enlever, et le blessé resta dès lors dans la boîte, sans autre moyen de contention, pendant 63 jours. On lui mit ensuite un appareil dextriné pendant 3 semaines ; on l'avait d'abord fait partir du bout du pied, mais on le changea pour ne le faire partir que du milieu de la jambe. Le genou était très-rigide lorsqu'on l'enleva ; actuellement il l'est encore beaucoup, le malade ne peut lui faire exécuter qu'un mouvement très-limité. Voici la mesure de la hauteur comparée des 2 rotules :

> Rotule saine, 6 centimètres ;
> Rotule fracturée, 7 centimètres.

Le fragment inférieur est renversé en haut et le supérieur en bas La surface de fracture regarde en avant, le cal est fibreux et les fragments sont mobiles les uns sur les autres. Le fragment supérieur est très-peu mobile sur les condyles du genou ; il l'est moins que l'inférieur qui ne peut cependant pas exécuter de grands mouvements. Il faut remarquer aussi que le fragment supérieur a subi un déplacement latéral en vertu duquel son bord externe n'est plus sur le prolongement du bord externe du fragment inférieur et est plus en dehors que lui.

Du reste, le renversement en avant est plus accentué à la partie externe de la fracture qu'à la partie interne, et l'on sent sous la peau deux saillies bien marquées qui sont l'inférieure située plus en dedans, l'angle formé par la fracture et le bord externe du fragment inférieur, et l'autre en dehors et en haut, l'angle correspondant formé aussi par la fracture et le bord externe du fragment supérieur. A la partie interne les saillies sont moins accusées; cependant on sent parfaitement que le fragment supérieur est plus en dehors que le fragment inférieur.

Obs. X. — Minier (François), 57 ans, tailleur de pierres, entré à l'Asile le 10 octobre 1868, venant de Saint-Antoine, service de M. Broca, resté 10 jours à l'hôpital pour une contusion d'une ancienne fracture de la rotule droite.

Cet homme est entré à Saint-Antoine pour une contusion du genou causée par la chute d'une pierre. La rotule de ce côté avait été fracturée autrefois. Cette fracture avait eu lieu le 8 décembre 1866, en tombant dans une cave par un soupirail; cet homme perdit connaissance et ne revint à lui que lorsqu'il fut couché dans sa chambre, il y resta cinq jours sans autre pansement que de l'eau blanche. Au bout de ce temps, le blessé entra à Saint-Antoine dans le service de M. Broca; le malade nous dit qu'il y avait au moins 5 centimètres d'écartement entre les fragments et qu'il trouvait du soulagement à repousser en bas le fragment supérieur avec l'autre talon. M. Broca lui appliqua au-dessus et au-dessous de la rotule deux bourrelets faits de diachylon taillés en croissant et embrassant les fragments supérieur et inférieur. Ces bourrelets furent réunis par des bandelettes venant se croiser sur les côtés de la rotule en l'embrassant, la jambe étant dans une gouttière avec un bandage roulé depuis les orteils. Cet appareil fut laissé 33 jours une première fois et réappliqué pendant 35 jours.

Mesure comparée des deux rotules :

   Rotule saine, 6 cent. 1/2;

   Rotule fracturée, 9 cent.

Le fragment supérieur est beaucoup plus grand que l'inférieur, celui-ci mesure à peine 1 centimètre. Ils sont tous les deux parfaitement mobiles sur les condyles fémoraux, mais l'écartement entre les fragments est considérable : il est de 2 centimètres 1/2. Le malade à la suite de sa fracture ne pouvait pas fléchir complétement la jambe sur la cuisse, et actuellement il ne dépasse pas 90°; il vit sa jambe et sa cuisse s'amaigrir progressivement et perdre leur force; il y a à présent une différence très-accentuée entre les deux membres inférieurs.

Obs. XI. — Grivault (Eugène), 38 ans, camionneur, entré à l'asile le 14 octobre 1868, venant de St-Antoine, service de M. Tillaux, où il resta deux mois.

Vers la fin de juillet, cet homme fit une chute en arrière, en voulant renvoyer un chien qui le suivait; il sentit un craquement dans le genou gauche, qui enfla immédiatement beaucoup : un médecin appelé ne vit pas de fracture et fit appliquer de l'eau blanche pendant six jours, au bout desquels le blessé reprit en partie son travail. Trois semaines après, cet homme glissa sur un parquet mouillé et tomba sur le côté droit; son genou gauche ne porta pas dans cette chute, et cependant il devint extrêmement enflé. Après avoir appliqué de l'eau blanche pendant cinq ou six jours et ne voyant pas d'amélioration, le blessé se décida à entrer à l'hôpital Saint-Antoine.

Il fut placé dans un service où on lui couvrit le genou de cataplasmes arrosés d'eau blanche, sans lui appliquer d'appareil. Il passa alors dans le service de M. Tillaux, qui lui fit porter l'appareil de Trélat pendant quarante jours. Au moment de son passage dans le service de M. Tillaux, les fragments présentaient un écartement de deux travers de doigt; cet écartement a persisté après l'application de l'appareil, ainsi que M. Tillaux l'avait prévu, à cause de l'ancienneté de la fracture.

Voici son état actuel : la direction est transversale, le fragment inférieur n'a pas subi de déplacement; mais le fragment supérieur est remonté presque jusqu'au tiers inférieur de la cuisse; il existe entre les deux fragments un écartement de 5 centimètres et demi au moins. Au moment où on lui a retiré l'appareil à griffes, l'écartement n'était que de deux travers de doigt; mais à mesure que le genou est devenu plus mobile et pliant plus facilement, à mesure le fragment supérieur est remonté, et par conséquent l'écartement a augmenté.

Le blessé sort de l'infirmerie de l'asile où il a été placé, à cause d'une chute qu'il a faite, encore sur le côté droit, par suite de ce que son genou gauche fléchit subitement sous lui, sans qu'il puisse l'en empêcher ni le prévoir. Il y a eu du gonflement extra-articulaire et de l'épanchement sanguin intra-articulaire, qui ont cédé très-rapidement au repos et à l'application d'eau blanche.

Le malade marche avec l'aide d'une canne seulement; mais il est obligé de faire la plus grande attention lorsqu'il descend un escalier ou un plan, même très-légèrement incliné; il monte assez facilement.

Obs. XII. — Perret (Félix), 24 ans, charretier, entré à l'asile le 15 octobre 1868, venant de Lariboisière, service de M. Cusco, où il est resté deux mois.

Ce jeune homme, petit, d'une assez faible constitution, voulant soulager son cheval qui était pendu par le cou aux brancards, la voiture s'étant renversée en arrière, tomba directement sur le genou droit; il essaya de se relever deux ou trois fois sans pouvoir se maintenir debout ; il avait du reste senti un craquement dans le genou. Ce malade nous raconte que, par une singulière coïncidence, sa mère et une sœur de sa mère ont été victimes d'un accident semblable. Le blessé fut pansé immédiatement chez un pharmacien, qui l'envoya à l'hôpital, où M. Cusco fit arroser le bandage pendant quinze jours avec de l'eau-de-vie camphrée. Il n'y avait pas de gonflement du genou ; l'écartement des fragments était de 1 millimètre.

On lui appliqua ensuite un appareil plâtré, qu'il garda quarante-neuf jours ; cet appareil, qui commence au tiers supérieur de la cuisse, s'arrête au-dessous du genou ; mais à la partie postérieure de la jambe, il se prolonge sous forme de gouttière jusque vers son milieu.

On a ménagé à la partie antérieure du genou une petite ouverture circulaire correspondant à la rotule. Le pied présente très-peu de gonflement ; le malade marche presque sans béquilles.

OBS. XIII. — David (Gustave), 31 ans, faïencier, entré à l'asile le 19 novembre 1868, venant de l'Hôtel-Dieu, service de M. Panas et de M. Laugier, où il est resté soixante-quatre jours.

Cet homme fit une chute du haut d'une échelle qui vint lui tomber sur le genou ; il ne perdit pas connaissance et ne sentit pas de craquement ; il essaya même de se relever et de marcher, mais il retomba plusieurs fois et toujours en avant. Entré de suite à l'hôpital, on lui fit pendant huit jours des applications d'eau-de-vie camphrée, à cause d'un gonflement considérable. M. Panas lui appliqua ensuite un appareil de Valette. Le malade garda cet appareil pendant trois semaines, et on le remplaça par un appareil inamovible dextriné, qu'on lui enleva à son entrée à l'asile. La fracture est transversale : elle présente un écartement des fragments de 2 centimètres ; le cal est fibreux. Le mollet et la cheville sont enflés. Le genou présente de la raideur articulaire et une faiblesse qui le fait fléchir en avant de temps en temps sous le poids du corps, et lorsque l'homme ne surveille pas sa marche. Celle-ci est hésitante, et le malade se sert d'une béquille et d'une canne.

OBS. XIV. — Garin, 35 ans, charretier, entré à l'asile le 11 novembre 1868, venant de l'hôpital des Cliniques, où il a été soigné successivement par MM. Guyon, Labbé, Richet, où il resta quatre mois.

Cet homme glissa sur le bitume dans son écurie, et voulant se retenir, sentit son genou craquer avec bruit et il tomba immédiatement assis. Il essaya de se relever, mais ne put y parvenir. Il se fit porter chez lui. Son médecin lui fit envelopper le genou avec des bandes imbibées d'extrait de saturne, et cela pendant six jours. Il y avait très-peu d'enflure, deux doigts d'écartement. Eutré à l'hôpital, il garda cinq semaines une gouttière, le genou couvert de cataplasmes. M. Labbé prit le service et appliqua pendant vingt-cinq jours un appareil dextriné ; le blessé voulut se lever et tomba en ressentant une douleur très-forte dans le genou. On appliqua alors un second appareil dextriné qu'il garda vingt-huit jours. M. Labbé avait constaté un rapprochement entre les fragments. On lui donna alors une genouillère en caoutchouc.

Voici les mesures comparées des rotules :

Hauteur de la rotule droite........... 5 centimètres.

— gauche (fracturée). 6 1/2

La rotule est mobile sur les condyles fémoraux ; le cal est fibreux : la fracture est environ au tiers inférieur de la rotule et transversale. On peut très-facilement rapprocher les fragments, et même on obtient une certaine crépitation dans l'angle externe de la fracture. Du reste, le malade marche assez bien et avec un béquillon seulement. Mais il y a encore un gonflement œdémateux de la région du genou et un peu d'hydartrose.

Obs. XV. — Chapellier, 46 ans, marchand ambulant, entré à l'asile le 30 novembre 1868, venant de l'Hôtel-Dieu, service de M. Panas, où il est resté neuf semaines.

Cet homme manqua le bord du trottoir en voulant éviter une voiture ; il ressentit un craquement dans le genou gauche et tomba en avant. Il ne put ni se relever ni marcher : il n'entra que le lendemain à l'hôpital ; le genou étant très-gonflé, on appliqua des cataplasmes pendant huit à neuf jours, puis M. Panas lui fit garder pendant seize à dix-sept jours un appareil de Valette. Il porta ensuite un appareil inamovible pendant dix-sept jours. Les fragments étaient presque au contact ; mais il ne pouvait absolument plier le genou ; on lui mit alors une bande sèche, le genou seul était enflé. La rotule est fracturée tranversalement à la partie moyenne. Ses mesures sont :

Rotule saine . . . . . 5 cent. de hauteur.

— fracturée. . . . 6 1/2 —

Elle est consolidée par un cal fibreux très-court : peu de mouvements de latéralité des fragments et mobilité de la totalité de la rotule sur les condyles fémoraux. Immobilité presque complèt due

genou, qui ne fléchit que très-peu. On remarque au-dessus du fragment supérieur et à environ 4 centimètres l'une de l'autre les cica-
trices des pointes de la fourchette de l'appareil Valette.

Obs. XVI et XVI *bis*. — Durup (Eugène), 50 ans, serrurier en
voiture, entré à l'asile le 3 décembre 1868, venant de Lariboisière,
service de M. Verneuil, où il resta pour la première fois quarante-
cinq jours.

Ayant déjà eu une entorse au pied gauche, cet homme fit un faux
pas et tomba sur le bord d'un trottoir, où le genou gauche porta. Il
ne sentit pas de craquement, mais ne put se relever et fut transporté
à Lariboisière. Le lendemain, on lui plaça la jambe dans une gouttière, qu'il garda pendant trente-deux jours. La gouttière était fixée
à la cuisse et à la jambe par des circulaires de bande : au-dessus et
au-dessous de la rotule, on avait fixé des bandelettes suivant l'axe
du membre, s'entre-croisant au niveau de la rotule et pouvant s'attacher les unes avec les autres, de manière à rapprocher les fragments.

Ces bandelettes furent remplacées par d'autres collées avec de la
dextrine à leurs deux extrémités, lorsqu'on remplaça la gouttière
par un appareil dextriné, qui resta treize jours en place.

Au moment de la fracture, l'écartement était de 1 centimètre, le
genou n'était pas très-gonflé.

Mesure des deux rotules :

> Rotule saine. . . . . . 5 cent. de hauteur.
> — fracturée . . . 6   —

L'écartement est plus considérable à la partie externe qu'à la partie
interne. Mobilité de la rotule sur les condyles fémoraux, mais la
jambe ne peut fléchir que très-peu sur la cuisse : cal solide quoique
fibreux, mais à fibres très-courtes ; mouvements entre les fragments
très-peu marqués ; le fragment supérieur est plus grand que l'inférieur ; celui-ci ne mesure que 2 centimètres de hauteur. Cet homme
marche à l'aide d'une béquille, mais avec difficulté, à cause de la
raideur et de la faiblesse du genou.

Rechute. — Rupture de cal.

Le jour même de sa sortie de l'asile, cet homme, en marchant,
entendit dans le genou un craquement et y éprouva une faiblesse
subite qui le fit tomber assis. Il s'était rompu le cal de sa fracture.
Il ne put entrer dans le service de M. Verneuil, à l'hôpital de Lariboisière, que quatre jours après (le 7 janvier 1869). Le genou présentait un gonflement énorme et un épanchement sanguin considé-

rable. La peau était le siége d'une ecchymose si forte, qu'on aurait
pu croire qu'elle avait subi une violente contusion. Cependant, aucun choc n'avait atteint le genou. Au bout de quelques jours, l'é-
panchement s'étendit à la jambe. On avait été obligé, à cause du
gonflement, d'employer une gouttière plus large que d'habitude,
pour pouvoir y placer la jambe du blessé. On recouvrit le genou
de cataplasmes, et on continua ce traitement pendant deux mois.

Le 1er avril 1869, le blessé entra à l'asile. Le genou est encore le
siége d'un gonflement très-marqué. Il existe de l'arthrite avec épanchement articulaire. L'écartement entre les fragments est considérable. Il mesure à la partie externe 4 centimètres et 4 centimètres
et demi à la partie interne.

La peau est bien mobile sur les fragments, et en la déprimant, on
peut sentir entre ceux-ci les condyles fémoraux. Le fragment inférieur est très-petit, comme nous l'avions noté lors de la première
fracture. Celle-ci siége au tiers inférieur de la rotule. Le cal, qui est
formé de fibres extrêmement longues, permet d'imprimer les mouvements de latéralité les plus étendus aux fragments, qui sont com
plétement indépendants l'un de l'autre. La jambe et le pied sont
toujours très-œdématiés, surtout le soir.

Cependant le blessé, qui porte une genouillère de cuir lacée, peut
marcher avec un béquillon, mais en traînant la jambe, et il éprouve
de temps en temps des faiblesses dans le genou.

Obs. XVII. Sinet (Jules), 39 ans, journalier, entré à l'Asile le 3 décembre 1868, venant de Lariboisière, service de M. Verneuil, où il
est resté quinze jours.

En montant un sac de coke dans un escalier, cet homme fit une
chute sur le genou gauche qui porta sur le bord de la marche, il fut
relevé par un de ses camades et put marcher jusqu'à l'hôpital de
Lariboisière. On lui mit la jambe dans une gouttière qui lui montait jusqu'au milieu de la cuisse; on arrosait le genou avec de l'eau
blanche qui imbibait une compresse. Cette gouttière fut gardée
treize jours. On appliqua alors un appareil plâtré la veille de l'arri-
vée de cet homme à l'Asile. On lui laisse encore l'appareil en place
pendant six jours, puis on lui donne un bain pour le retirer, et à ce
moment, nous pouvons constater que la rotule gauche est à peine
plus volumineuse que la droite, le cal ne fait aucune saillie. La rotule est bien mobile sur les condyles fémoraux. Cependant il existe
un peu d'hydarthrose, et on sent quelques petits craquements qui
paraissent se passer dans l'articulation. Il existait après l'accident

une ecchymose assez prononcée et un gonflement très-accentué qui ont disparu presque entièrement. Cet homme marche sans béquilles; mais cependant la jambe ne peut fléchir sous la cuisse que de quelques degrés.

OBS. XVIII. — Salomon (Joseph), 46 ans, laveur de voitures, entré à l'Asile le 9 décembre 1868, venant de la Charité, où il a été soigné par MM. Duplay et Gosselin.

En portant un sac d'avoine, le pied gauche de cet homme buta contre une pierre. Il sentit son genou gauche craquer, et tomba en avant. Le genou était extrèmement gonflé et on ne pouvait même pas savoir s'il y avait fracture. On plaça le genou dans une gouttière et on le recouvrit de glace pour faire tomber l'inflammation. Ce ne fut qu'au bout de vingt-deux jours qu'on put appliquer un appareil suspendu, en bois : il se composait d'une boîte ouverte à la partie antérieure ne dépassant pas la partie inférieure du genou : dans cette boîte, le pied dépassait de moitié, de telle sorte que le poids des couvertures le fit plier et le maintint dans cette extension forcée. Au moment où l'on put constater la fracture, on avait appliqué un appareil Trélat, pendant quarante jours. Lorsque le malade voulut se lever, le pied ne touchait le sol que par sa pointe, M. Gosselin reprit alors le service et s'efforça à plusieurs reprises de redresser le pied. Il y avait environ 5 cent. entre les deux fragments, cet écartement a diminué beaucoup, la rotule fracturée mesure en hauteur 7 cent., et la saine mesure en hauteur 6 cent. Les fragments sont rapprochés l'un de l'autre et unis entre eux par un cal fibreux très-court et très-solide. Cependant on peut faire exécuter quelques mouvements entre les deux fragments. La rotule est assez mobile sur les condyles fémoraux, c'est à peine si l'on peut percevoir le lieu de la fracture qui est transversale, et cela tient beaucoup à l'œdème dur qui envahit tout le genou et descend le long de la jambe, jusqu'au pied qui est encore dans l'extension forcée. Cependant celui-ci commence à se mouvoir un peu par suite du traitement que cet homme a suivi à l'Asile (douches froides, frictions, baume Opodeldoch, etc.). Il peut actuellement marcher avec un béquillon, quoique le genou ne puisse fléchir que d'une manière presque insignifiante.

OBS. XIX. — Fourneaux (Jean-Baptiste), 37 ans, terrassier. Entré à l'Asile le 21 décembre 1868, venant de l'hôpital Cochin, service de M. Lefort, où il est resté quarante-quatre jours.

Cet homme en dansant et en sautant fit une chute dans laquelle son genou droit porta sur le bord d'un trottoir; il marcha ensuite environ deux cents pas. Le lendemain, il entra à l'hôpital Cochin, le 10 novembre; on lui plaça la jambe dans une gouttière qu'il garda deux jours, le genou était extrèmement gonflé et douloureux. On lui mit ensuite la jambe sur une planchette suspendue qui lui faisait toujours éprouver de la douleur au talon. Il resta ainsi une quinzaine de jours. Alors on appliqua l'appareil de Trélat, qu'on ne laissa que quatre ou cinq jours. Il garda ensuite un appareil inamovible pendant treize jours; après l'avoir enlevé, il commença à marcher un peu dans les salles. Au moment de l'accident, il y avait entre les fragments un écartement d'au moins un bon travers de doigt : cet écartement diminua par l'application des griffes. Le 11 janvier, au moment de l'examen, le genou plie à angle droit, le pied est bien mobile.

Hauteur de la rotule saine, 5 cent. 1/2.

Hauteur de la rotule fracturée, 7 cent.

Les fragments rotuliens sont unis entre eux par un cal fibreux court et solide, mais permettant cependant des mouvements entre les deux fragments. Ceux-ci sont à peu près aussi grands l'un que l'autre. La fracture est transversale et à la partie moyenne de la rotule. L'écartement est égal sur toute l'étendue de la fracture, aussi bien à sa partie interne qu'à sa partie externe. Le genou n'est pas gonflé ni douloureux. Le malade marche assez bien avec une béquille, il pourrait presque s'en passer.

Obs. XX. — Chantarel (Jean), 45 ans, ouvrier en parapluies, entré à l'Asile le 26 décembre 1868, venant de l'hôpital Saint-Louis, service de M. Trélat, où il est resté trois mois et deux jours.

Cet homme, en traversant une rue en réparation, mit le pied sur un pavé qui tourna et il tomba sur les deux genoux; il ne sentit aucun craquement et ne perdit pas connaissance; il essaya de se relever; mais sa jambe droite resta pliée sous lui. Transporté à Saint-Louis, on lui mit la jambe dans une gouttière qu'il garda plus de quinze jours. On recouvrait le genou de compresses imbibées d'eau blanche. On appliqua ensuite l'appareil de Trélat, puis un appareil inamovible pendant plus de quarante jours; mais au dire du malade le genou n'était pas maintenu dans l'appareil. Au moment de l'accident, les fragments étaient un peu plus écartés qu'après la levée des appareils. Le genou avait enflé considérablement après l'accident. Au moment de notre examen, la rotule malade mesure 10 centimètres en hauteur, la saine mesure 7 centimètres en hauteur. La fracture est environ au tiers supérieur de la rotule. Celle-ci est bien mobile sur les condyles fémoraux : mais le cal est fibreux, et à fibres très-lâches, car le fragment supérieur est complétement indépendant de l'inférieur dans les mouvements latéraux qu'on lui imprime. Le genou ne peut plier qu'à angle droit : le malade dit que si on lui appliquait un bandage au genou pour maintenir les fragments, il pourrait plier davantage. Il a de plus du gonflement du pied après la marche, qui est très-difficile lorsqu'il veut monter un escalier et surtout le descendre. Il n'a aucune force dans cette jambe qui enfle toujours un peu par la marche; elle présente, au moment de l'examen, 1 centimètre en circonférence de plus que celle du côté opposé. Ce blessé avait déjà eu une entorse du pied droit, qui était, du reste, complétement guérie.

Obs. XXI. — Joyet (François), 60 ans, boulanger, entré à l'Asile le 5 janvier 1869, venant de la Pitié où il a été soigné par M. Meunier et M. Trélat et où il est resté 3 mois.

En descendant une échelle de fer, le pied du blessé glissa et son genou droit vint frapper un échelon. Le malade nous dit qu'à ce moment il lui sembla que le genou s'enfonçait dans la jambe. Il tomba à la renverse et ne put se relever; on le porta de suite à l'hôpital où on lui plaça la jambe dans une gouttière et on lui recouvrit le genou d'eau blanche et de vin aromatique, il était un peu gonflé, mais on voyait facilement un écartement d'environ un pouce entre les fragments. La gouttière resta appliquée pendant deux mois et demi ; elle fut retirée le 15 décembre 1868, jour où M. Trélat commença le service. La rotule a été fracturée transversalement à son tiers inférieur, la surface de la fracture est devenue antérieure et sous-cutanée. Cependant la consolidation, qui est assez forte, a lieu par des fibres s'insérant au bord de la fracture et aux faces latérales du fragment inférieur, qui n'a pas quitté sa position normale. On peut provoquer des mouvements de latéralité assez peu étendus entre les deux fragments. Les mouvements de latéralité au devant des condyles du fémur sont très-faciles. L'écartement des fragments a diminué depuis l'accident.

Hauteur de la rotule saine, 7 cent.

Hauteur de la rotule fracturée, 9 cent.

Il y a encore beaucoup d'œdème du genou dont la flexion ne dépasse pas l'angle droit. Cependant cet homme marche sans béquilles à l'aide d'une canne seulement.

Obs. XXII. — Paulmier (Philippe), 57 ans, terrassier, entré à l'Asile le 20 février 1869, venant de Saint-Antoine, service de M. Labbé, où il est resté 20 jours.

Le dimanche 1er février au soir, cet homme revenait de son travail, lorsque son pied glissa sur le rail d'un chemin de fer qui traverse la route de Montreuil et il tomba le genou droit portant sur le rail. Il essaya de se relever, mais ne put se maintenir seul ; un de ses camarades l'aida à rentrer chez lui, ce qu'il fit à pied en traînant la jambe. Le lendemain, il entra à Saint-Antoine; le genou étàit très-enflé, on le recouvrit de cataplasmes et on lui plaça la jambe dans une gouttière droite. Au quatrième jour, on entoura le genou d'un bandage inamovible composé d'une série de circulaires. Cet appareil fut laissé quinze jours. Au moment de son examen à l'Asile, la rotule est très-mobile sur les condyles du fémur ; elle est un peu plus volumineuse que celle du côté opposé, on sent à peine une ligne transversale, seule trace de la fracture. Il y a un peu d'hydarthrose du genou, pas d'œdème du pied ni de la jambe ; mais le malade, qui marche sans béquilles, a de la peine à descendre les escaliers. Il les monte assez bien et marche encore mieux sur un terrain uni et horizontal. Il a eu la jambe gauche fracturée autrefois à son tiers supérieur.

Obs. XXIII. — Legrand (Claude-François), 70 ans, balayeur, entré à l'Asile le 22 février 1869, venant de l'hôpital Necker, service de M. Desormeaux, où il resta 87 jours.

Le 21 décembre, cet homme glissa et tomba le genou droit sur le bord d'un trottoir. Il ne put se relever; on fut obligé de le porter chez lui. Deux jours après il entra à Necker. M. Desormeaux reconnut la fracture, malgré l'enflure du genou, et plaça la jambe dans une gouttière. De plus, les fragments de la rotule étaient maintenus par un appareil composé d'une bande de tissu élastique au-dessus du fragment rotulien supérieur et une autre au-dessous du fragment inférieur. Ces bandes passaient au-dessous de la gouttière et étaient très-serrées ; elles étaient réunies par deux autres qui les rapprochaient à volonté l'une de l'autre. Cet appareil fut gardé quinze jours, on mit ensuite un bandage dextriné depuis le pied jusqu'à l'aîne, ce bandage resta jusqu'à l'entrée du malade à l'Asile, où nous constatons une fracture transversale au tiers supérieur de la rotule droite.

Rotule saine, hauteur, 7 cent.; largeur, 7 cent.

Rotule fracturée, hauteur, 8 cent; largeur, 7 cent.

Le cal est fibreux, les fragments exécutent des mouvements indépendants l'un de l'autre; il y a un centimètre d'écartement. Le fragment supérieur a un peu basculé en avant; la rotule est très-peu mobile sur les condyles fémoraux; la jambe est très-enflée et très-froide; l'articulation du pied n'est pas très-mobile; le genou ne peut ployer que de quelques degrés. Cet homme ne monte que très-difficilement quelques marches ; il descend un peu plus facilement, mais il est obligé de se servir de deux béquilles.

Obs. XXIV. — Bourrelard (François), carrier, **27** ans, entré à l'Asile le 3 avril 1869, venant de Saint-Antoine, service de M. Labbé, où il resta 65 jours.

Le 28 janvier 1869, cet homme, voulant fuir l'explosion d'une mine à laquelle il venait de mettre le feu, fit un saut de **2** mètres. Pendant cette chute, il frappa violemment la pierre avec le genou droit, où il sentit un craquement, et lorsqu'il atteignit le sol, il ne put se soutenir et tomba assis sur sa jambe pliée sous lui. Il essaya de se relever, mais il ne put y parvenir; il se traîna cependant à plat ventre une vingtaine de mètres plus loin, cherchant à éviter l'explosion qui eut lieu sans l'atteindre. Il fut transporté de suite à l'hôpital Saint-Antoine, dans le service de M. Labbé. Pendant douze jours, on se contenta de lui recouvrir le genou de cataplasmes résolutifs. Le genou ne présentait pas cependant de gonflement très-marqué. Mais les fragments de la rotule étaient extrêmement éloignés l'un de l'autre; le fragment supérieur avait été entraîné en haut et était distant de l'inférieur d'une largeur de main, au dire du blessé. On lui appliqua ensuite un appareil disposé de la manière suivante : d'abord un bandage roulé, comprenant le pied et la jambe et s'arrêtant au-dessous du genou ; puis deux bourrelets placés, l'un au-dessus du fragment supérieur, l'autre au-dessous du fragment inférieur, rapprochant ceux-ci et maintenus par un bandage unissant les plaies en travers, fait avec des bandelettes de diachylon. Cet appareil fut laissé en place pendant 55 jours, puis le blessé fut envoyé à l'Asile. La fracture, qui est transversale, siége au niveau du tiers inférieur de la rotule droite; les fragments sont unis par un cal fibreux, à fibres longues et par conséquent assez peu résistantes. En effet, la mobilité est très-grande entre ces fragments. Il existe entre ceux-ci un écartement de 2 centimètres; il n'y a pas de renversement des fragments; il n'y a pas d'œdème au niveau du genou ni d'hydarthrose articulaire; les fragments rotuliens sont parfaitement mobiles sur les condyles fémoraux. Le genou possède à peu près les

deux tiers de la flexion normale, il n'y a pas d'œdème du pied ni de
a jambe. L'articulation tibio-tarsienne est complètement libre. Cet
lhomme marche sans béquilles, avec l'aide de deux béquillons; mais
cependant il est forcé de maintenir attentivement l'extension de sa
jambe droite, pour éviter les chutes en arrière.

OBS. XXV. — Ferrand (Victor-Yvonnet), 61 ans, marchand ambulant, entré à l'Asile le 23 avril 1869, venant de l'Hôtel-Dieu, service de M. Maisonneuve, où il est resté 72 jours.

En descendant d'omnibus, cet homme tomba en avant, à plat sur
le sol. Il perdit connaissance; quand il eut repris ses sens, on le releva, mais il ne put tenir debout et il retomba à deux ou trois reprises. On le transporta à son domicile en voiture; deux médecins
qui le virent reconnurent une fracture de la rotule et lui conseillè-
rent d'aller immédiatement à l'hôpital. Il entra alors à l'Hôtel-Dieu,
dans le service de M. Maisonneuve. Le genou n'était pas très-enflé,
mais il y avait, au dire du malade, un écartement de 5 centimètres.
entre les fragments. On lui appliqua immédiatement un appareil
composé d'une attelle postérieure, s'arrêtant au milieu de la jambe
et remontant au milieu de la cuisse; elle était fixée par des circulaires
de bandelettes de diachylon. Les fragments rotuliens étaient maintenus par des bandelettes de diachylon, dont les unes passaient au-
dessus du fragment supérieur et fixant leur extrémité à l'attelle au-
dessous du genou, et dont les autres maintenaient les fragments
inférieurs par une anse dont les chefs se fixaient sur l'attelle postérieure au niveau de la cuisse. Cet appareil fut laissé appliqué pendant 10 jours; on le remplaça par un appareil plâtré qui fut fendu
dans toute sa longueur, pour pouvoir examiner la fracture, et qu'on
maintenait au moyen de circulaires de bandes sèches. L'appareil fut
enlevé au bout de 32 jours. Le 23 avril, il entra à l'Asile, où nous
constatons que la rotule a été fracturée de la manière suivante :
1° une fracture très-oblique s'étendant de haut en bas et de dedans
en dehors; 2e deux fractures verticales du fragment inférieur conso-
lidées par un cal très-solide et ne présentant pas d'écartement. Le
fragment supérieur n'est pas sur le même plan que le fragment inférieur; il a subi un déplacement en dedans. L'angle interne du
fragment inférieur, qui fait saillie sous la peau, correspond presqu'au
milieu du fragment supérieur, qui est plus en dedans. Le cal est
fibreux, les fragments supérieurs et inférieurs sont mobiles les uns
sur les autres; il y a un écartement des fragments supérieurs et inférieurs de 1 centimètre en-dedans et de 1 centimètre 1/2 en-dehors.

Dans la flexion du genou, la rotule fracturée mesure 16 centimètres de hauteur, et la rotule saine 6 centimètres; la largeur est de 6 centimètres 1/2 du côté fracturé et 6 centimètres du côté sain. Le fragment inférieur a subi un mouvement de bascule en bas qui porte un peu en avant la surface fracturée; du reste, les deux fragments sont parfaitement mobiles sur les condyles fémoraux; mais cet homme ne peut ployer la jambe plus loin que l'angle droit, il marche avec deux béquilles. On remarque surtout le soir, et après la marche, un œdème du pied et de la jambe. La jambe est très-faible de ce côté, quoique le blessé porte une genouillère élastique; en effet les muscles présentent un certain degré d'atrophie.

Obs. XXVI. — Mayer (Georges), 51 ans, charcutier, entré à l'Asile le 21 mai 1869, venant de l'hôpital de Lariboisière, service de M. Verneuil, où il est resté quatre-vingt quinze jours.

Le 14 février 1868, cet homme, marchant le soir sur un débris de cuisine, glissa et tomba la jambe gauche dans l'abduction. Il sentit un craquement, qu'il crut être au niveau de l'articulation tibio-tarsienne. Il se releva plusieurs fois, et retomba toujours, car il ne pouvait tenir debout. Il ne peut se rendre compte, si, dans cette chute, le genou gauche avait porté. Il fut transporté le lendemain à l'hôpital; le genou était énormément gonflé; il présentait une ecchymose considérable, s'étendant au jarret et jusque vers la partie supérieure de la cuisse. On le plaça dans une gouttière, on le recouvrit de compresses imbibées d'eau-de-vie camphrée. Malgré le gonflement, on reconnut la fracture; elle présentait un écartement des fragments, large comme la main, nous dit le malade. Après quatre ou cinq jours, le gonflement ayant diminué, on put appliquer un appareil, composé de deux plaques de gutta-percha, sus et sous-rotuliennes comme celles qui sont employées pour l'appareil de Trélat; mais seulement le rapprochement était fait par des liens qu'on resserrait tous les quatre ou cinq jours. Cet appareil fut levé au bout de cinquante jours, puis remplacé par un bandage inamovible, au silicate de potasse, bandage qui comprenait le pied, la jambe, le genou, et s'arrêtait au tiers supérieur de la cuisse. Au moment de notre examen, il existe entre les fragments de la rotule gauche, qui est fracturée transversalement, un écartement considérable. Il mesure 4 centimètres.

Hauteur dans l'extension du genou :

      Rotule fracturée, 11 centimètres.

      Rotule saine,   7   —

Hauteur dans la flexion du genou :

    Rotule fracturée, 9 centimètres.

    Rotule saine,   7   —

La fracture siége au-dessous de la partie moyenne de la rotule; le fragment inférieur ne mesure que 3 centimètres de haut. Le fragment supérieur est mobile sur les condyles fémoraux, et les mouvements qu'on lui imprime ne se communiquent nullement au fragment inférieur qui est complétement indépendant. Ce fragment inférieur est immobile et ne peut être déplacé. L'écartement des fragments augmente par la flexion et diminue par l'extension du genou, ainsi qu'on peut le constater par les mesures ci-dessus. La peau du genou fait un pli qui pénètre entre les fragments dans l'extension du genou. En déprimant avec le doigt la peau au niveau de l'écartement, on pénètre entre les fragments jusqu'aux condyles du fémur qu'on sent parfaitement. La flexion n'est que de quelques degrés; le malade se plaint de douleurs dans le jarret. Il ne peut, étant debout, se tenir sur sa jambe, car elle plie involontairement en arrière, et même il lui semble qu'elle n'a pas de solidité en avant. L'articulation tibio-tarsienne est bien mobile, quoique un peu enflée; cet œdème remonte jusqu'au genou, où il est encore très-accusé, et même jusqu'au milieu de la cuisse. Toute la surface cutanée qui a été recouverte par l'appareil inamovible se desquamme.

REMARQUES SUR LES OBSERVATIONS.

Si nous analysons les observations que nous trouvons dans ce travail, nous remarquerons que sur 27 cas observés, il y avait 14 fractures à gauche et 13 à droite, ce qui montre que la fracture de la rotule se produit aussi fréquemment des deux côtés.

Elle se répartit d'après l'âge de la manière suivante :

De 20 ans à 30 ans, 4 fractures.
    30   40   7 —
    40   50   8 —
    50   60   5 —
    60   70   3 —

Si nous les examinons d'après les causes, nous verrons qu'il y a 7 fractures par action musculaire et 20 par action directe.

Les 7 fractures par action musculaire sont transversales ; 4 à la partie moyenne, dont 2 ruptures de cal et 1 au tiers inférieur.

Les 20 fractures par action directe, comprennent 3 fractures multiples, et 16 fractures transversales, dont 9 à la partie moyenne de la rotule, 5 dans le tiers inférieur, et 2 dans le tiers supérieur.

Les 3 fractures multiples présentent chacune 3 fragments ; mais dans la première, c'est une fracture transversale combinée à une fracture verticale du fragment supérieur, tandis que dans la seconde, c'est une fracture verticale combinée à une fracture horizontale du fragment externe et dans la troisième c'est une fracture transversale combinée à une fracture verticale du fragment inférieur.

L'écartement entre les fragments au moment de la fracture est très-variable; tantôt c'est à peine s'il est appréciable, tantôt il va jusqu'à 5 centimètres et même 10 centimètres.

Dans 11 cas on a été obligé d'attendre quelques jours avant l'application de l'appareil, à cause du gonflement dont le genou était le siége.

C'est l'extension, combinée avec l'élévation du pied, qui a été la position adoptée dans la plupart des cas. Cependant dans 3 cas, on a placé la jambe dans la demi-flexion, combinée dans 2 cas avec la suspension.

Les appareils employés sont les suivants :

Gouttière ou boîte seule, employée	4 fois.
Gouttière ou boîte seule, suivie d'appareil inamovible (silicaté, dextriné, plâtré)..	6 —
Gouttière formant double plan incliné seule.	1 —
Gouttière ou attelle demi-flexion suspendue	2 —
Gouttière ou attelle droite suspendue....	2 —
Appareil Trélat......................	4 —
Appareil Verneuil..........	1 —
Appareil Valette.....................	2 —
Gouttière ou attelle postérieure avec deux croissants de diachylon ....'.	2 —
Gouttière avec deux bandes élastiques transversales...........................	2 —
Gouttière avec bandage unissant........	1 —
Appareil plâtré seul..................	1 —
Appareils inamovibles secondaires (dextrinés, silicatés, plâtrés).............	16 —

Le temps de l'immobilisation du genou a été en moyenne de 59,5 jours.

Sa moindre durée a été de 23 jours et sa plus grande de 194 jours.

Le cal a toujours été fibreux, excepté dans 4 cas, où il a paru osseux. Le plus long a atteint 5 cent. 1∣2 ; il y en a 2 qui sont trop courts pour être mesurés.

Le renversement des fragments a été observé 8 fois. Le déplacement en dehors du fragment supérieur, et le déplacement en dedans du fragment inférieur ont été notés chacun une fois.

L'étendue de la flexion du genou a été :

Presque nulle dans .... 2 cas.
Très-limité, n'atteignant pas l'angle droit.. 10
Allant jusqu'à l'angle droit............... 8
Facile, dépassant l'angle droit............ 5
Complète............................... 1

Les complications primitives qui ont été observées le plus souvent sont : la contusion avec gonflement quelquefois énorme du genou, l'épanchement de sang et l'ecchymose.

La complication de la convalescence, de toutes la plus fréquente, est l'œdème.

On a pu remarquer aussi l'atrophie et la faiblesse du membre blessé dans 7 cas.

Trois fractures de la rotule ont été suivies d'hydarthrose de l'articulation du genou.

Enfin une fracture a été compliquée de phlegmons et de fistules.

CONCLUSIONS.

I. Les fractures de la rotule sont aussi fréquentes à droite qu'à gauche.

II. Elles résultent le plus souvent de violences directes; dans ce cas elles sont transversales, multiples ou verticales. Lorsqu'elles sont produites par action musculaire, elles sont toujours transversales.

Les fractures multiples présentent habituellement trois fragments.

III. Il ne faut appliquer d'appareil contentif de la fracture transversale de la rotule, que lorsque l'extension de la jambe, jointe à l'élévation du pied, n'a pas suffi pour rapprocher les fragments et que l'écartement de ceux-ci est notable et tend à augmenter.

IV. Lorsqu'un appareil contentif est jugé nécessaire, il faut attendre pour son application que le gonflement inflammatoire du genou ait disparu.

V. Il faut dans le choix de l'appareil contentif, tenir compte de la nature de la fracture, de la direction des déplacements, ainsi que des complications.

VI. Quel que soit l'appareil qu'on ait adopté, il faut commencer les mouvements méthodiques du genou, dès qu'ils ne pourront nuire à la consolidation de la fracture.

Tableau analytique des Observations.

N° des obs.	Âge	Nature et Siège de la Fracture	Rotule fracturée	Écartement des fragments	Temps écoulé avant l'appareil	Position adoptée	Appareils employés	Durée de l'immobilisation	Déplacements des fragments	Nature du Cal	Longueur du Cal	Étendue de la flexion du genou	Complications Primitives	Complications de la convalescence
I	41 ans	Fracture transversale par muscl.	Gauche			immédiat 1er	Flexion du genou	Gouttière en fil de fer formant double plan incliné	45 jours	Bascule mais du frag.	Fibreux	1 cent ½	Angle droit		Œdème énorme
II	45	F. transversale	Droite	Chûte d'un étage	2 cent	20 jours	Extension itération	Boîte formant plan incliné	50 jours	Bascule du frag. sup.	Fibreux	1 cent	Angle droit	Épanchement de sang	Rétraction de la peau
III	26	F. multiple (2 fragments sup.) (1 fragment inf.)	Gauche	Chûte en marchant	fendre sup / moyen inf	imméd.	Extension	Gouttière droite en fil de fer; appareil silicaté	144 jours		Fibreux	½ cent.	Angle droit	Épanch. énorme	Oblitération du genou
IV	46	F. multiple (1er frag. V externe) (1 frag. interne)	Gauche	Chûte sur le bord du trottoir	fendre la V externe	imméd.	Extension	Gouttière droite appareil silicaté	61 jours		Fibreux	modéré	Facile		
V	31	Rupture de Cal	Gauche	Action musculaire	léger	imméd.	Extension	Gouttière droite appareil fenêtré	50 jours		Osseux	½ cent.	Assez facile		
VI	44	Fracture transversale	Droite	Chûte d'un échafaud	3 cent	imméd.	½ flexion suspension	Gouttière un peu courbée sur un brancard; appareil Éclam	63 jours	Bascule du frag. sup.	Fibreux	3 cent	Nettement pliable		
VII	42	F. transversale compliquée	Droite	Chûte sur le bord du trottoir	4 cent	le lendemain	flexion suspension	Attelle postérieure suspension formant double plan incliné; appareil silicaté	88 jours	Bascule du frag. sup.	Fibreux	2 cent	très limité		Faiblesse de la jambe
VIII	33	Fract. transversale	Droite	Chûte sur un échelon	2 cent ½	imméd.	extension flexion	Gouttière droite	43 jours		Fibreux	2 cent.	Complète		
IX	23	Fract. transversale	Gauche	Chûte d'un 1er étage	2 cent	2 jours	Extension	Boîte droite avec deux branches élastiques transversales; appareil dextriné	34 jours	Cal ultérieur fend. du 2 fragments	Fibreux		très limité	Gonflement considér.	
X	27	F. transversale au ⅓ inf.	Droite	Chûte dans une cave	5 cent	8 jours	Extension	Gouttière droite avec deux croissants de sinchylon fixés par des bandelettes	48 jours		Fibreux	2 cent ½	angle droit		Atrophie du membre
XI	33	F. transversale	Gauche	Action musculaire	4 cent	8 jours	Extension	Gouttière droite et appareil Éclam	40 jours		Fibreux	½ cent ½	Limité		
XII	21	F. transversale	Droite	Chûte sur le genou	1 million	15 jours	Extension	Appareil plâtré avec ouverture postérieure	30 jours		Osseux	1 million	Facile		
XIII	51	F. transversale	Gauche	Échelle tombant sur le genou	2 cent	10 jours	Extension	Appareil Saletti, appareil dextriné	43 jours		Fibreux	2 cent.	Difficile	Gonflement considér.	Faiblesse du genou
XIV	55	F. transversale au ⅓ inférieur	Gauche	action musculaire	2 cent	6 jours	Extension	Gouttière; appareil dextriné	60 jours		Fibreux	cent ½	nettement pas pli.		Hydarthrose
XV	46	F. transversale	Gauche	action musculaire	2 cent	10 jours	Extension	Appareil Saletti; appareil immobile	34 jours		Fibreux	cent ½	jamais imparfait		
XVI	50	F. transversale au ⅓ inférieur	Gauche	Chûte sur le bord du trottoir	1 cent	le lendemain	Extension	Gouttière avec bandage immobile; appareil dextriné	43 jours		Fibreux	1 cent	Difficile		
XVIᵇ	50	Rupture de Cal	Gauche	action musculaire		4 jours	Extension	Gouttière droite	40 jours		Fibreux	1 cent ½	Difficile	Gonflement considér.	Faiblesse du genou
XVII	50	F. transversale	Gauche	Chûte sur le bord du trottoir	peu marqué	imméd.	Extension	Gouttière; appareil plâtre	25 jours		Osseux	imperceptible	très limité		Hydarthrose
XVIII	46	F. transversale	Gauche	Action musculaire	2 cent	imméd.	Extension suspension	Gouttière; boîte suspensoire avec appareil Éclam	40 jours		Fibreux	1 cent	Presque nul		
XIX	57	F. transversale	Droite	Chûte sur le bord du trottoir	2 cent ½	imméd.	Extension suspension	Gouttière; planchette suspensoire appareil Éclam, appareil immobile	30 jours		Fibreux	1 cent ½	Angle droit		
XX	45	F. transversale au ⅓ sup.	Droite	Chûte sur la jambe pliée	2 cent	imméd.	Extension	Gouttière et appareil Éclam; appareil immobile	55 jours		Fibreux	2 cent	Angle droit		Faiblesse du membre
XXI	60	F. transversale au ⅓ sup.	Droite	Chûte sur un échalas pliée	2 cent	imméd.	Extension	Gouttière silicaté	45 jours		Fibreux	2 cent	Angle droit		
XXII	87	F. transversale	Droite	Chûte sur un [...]	le lendemain	Extension	Gouttière droite; appareil immobile	43 jours		Osseux	inappréci.	Facile		Hydarthrose
XXIII	70	F. transversale au ⅓ sup.	Droite	Chûte sur le bord du trottoir	2 cent	Extension	Gouttière et 2 croissants de bande élastique, avec bandes croisées appositions	53 jours	Renversement du frag.	Fibreux	2 cent	très limité		
XXIV	27	F. transversale au ⅓ inférieur	Droite	Chûte d'une pierre	10 cent	10 jours	Extension	Bandage inamovible au sinchylon avec 2 branches avec sous rotuliens	55 jours		Fibreux	2 cent.	½ flexion		
XXV	61	Rotule (2 fragments supérieurs) (2 fragments inférieurs)	Droite	Chûte à plat sur le sol	5 cent	imméd.	Extension	Attelle postérieure avec croissants de sinchylon sous et sus rotuliens; app. plâtré	48 jours	flexible l'un contre du fragment supérieur	Fibreux	1 cent ½	Angle droit		Atrophie musculaire
XXVI	51	transversale au ⅓ inférieur	Gauche	Chûte sur le sol	10 cent	imméd.	Extension	Gouttière et appareil Hennuil; appareil silicaté	50 jours	flexible du fragment (sup. fragment)	Fibreux	8 cent	très limité	Gonflement considér.	Faiblesse du genou